DON BOSCO
VERLAG

Gewidmet sei dies Buch all denen, die ihrem Rücken
mit Achtung begegnen und ihn als Freund und Helfer
auf dem Lebensweg betrachten möchten.
Dank gebührt meiner Familie, die mir (meistens) verständnisvoll
den Raum für die Schreibarbeiten gab, aber auch mit
kritischen Randbemerkungen bewirkte, dass ich manches
klarer fassen und formulieren musste.

Nina Pflugradt

Kindern den Rücken stärken

Eine Rückenschule mit Gedichten, Bewegungsliedern und Spielen

DON BOSCO

Alle hier aufgeführten Übungen wurden von der Autorin erprobt und sorgfältig ausgearbeitet. Sie können zu körperlichem Wohlbefinden beitragen, stellen aber keinen Ersatz für eine notwendige medizinische Betreuung dar. Autorin und Verlag übernehmen keine Haftung für Schäden, die sich möglicherweise durch die Anwendung der hier dargestellten Vorschläge ergeben.

Die Deutsche Bibliothek – CIP-Einheitsaufnahme

Pflugradt, Nina:
Kindern den Rücken stärken : eine Rückenschule mit Gedichten, Bewegungsliedern und Spielen / Nina Pflugradt. – 1. Aufl. – München : Don Bosco, 1999
ISBN 3-7698-1134-8

1. Auflage 1999 / ISBN 3-7698-1134-8

Umschlag: Felix Weinold, Schwabmünchen
Fotos: Nina und Martin Pflugradt
Zeichnungen: Felix Weinold, Schwabmünchen
Satz und Layout: undercover, Augsburg
Druck: Don Bosco Grafischer Betrieb, Ensdorf

Gedruckt auf umweltfreundlichem Papier.

INHALT

1. EINLEITUNG

Zur Idee dieses Buches

Eltern stehen vor einem Kindergarten oder einer Grundschule. Sie warten auf ihre Kinder. Die Kinder kommen heraus: wie verschieden sind doch die Bewegungen und die dadurch entstandene Haltung. Gedrückte Kinder, aufrechte Kinder, stolze Kinder!
Die Haltungsschwächen unserer Kindergarten- und Schulkinder nehmen immer mehr zu, obwohl oder gerade weil wir in einer Wohlstandsgesellschaft leben. Bedingt durch die gesellschaftlichen Wertvorstellungen wird zunehmend mehr Lebenszeit sitzend und in Wohnräumen verbracht: Viele Kinder sitzen im Auto oder Bus auf dem Weg zur Schule, sitzen in der Schule, sitzen nach der Schule wieder in einem Verkehrsmittel, sitzen am Esstisch, sitzen wieder im Auto auf dem Weg zum Freizeitsport oder zum Einkaufen und so weiter. Viel Freizeit wird mehr oder weniger liegend vor dem Fernseher, oder in gebeugter und verkrampfter Haltung vor dem Computer, dem Video, am Ess- oder Schreibtisch verbracht. Die Verstädterung und die oft zu kleinen Wohnungen erfordern viel Rücksichtnahme und lassen wenig Bewegungsspielraum. Darüber hinaus sind Bewegungen, Laufen, Rennen, Springen der Kinder meist mit Geräuschen verbunden, so dass viele Erwachsene gezwungen sind, ihre fröhlichen Nachkommen „ruhig zu stellen". Bewegung wird dann also auf festgelegte Zeiten und Orte beschränkt: den Sportunterricht, die Ballett-, Reit- oder Karate-Stunde.

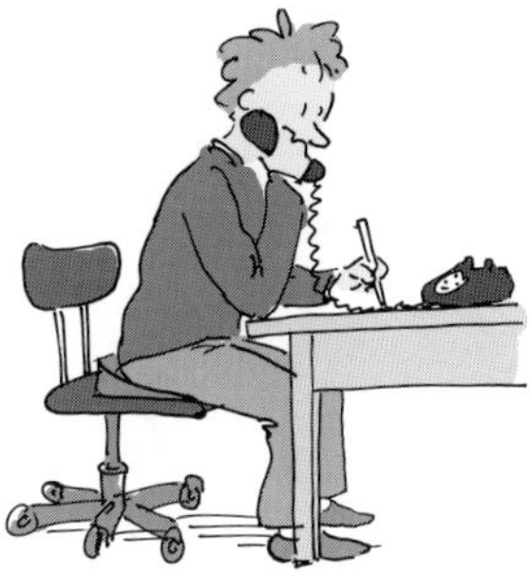

Wir können – und wollen – nicht in die alten Zeiten zurückkehren, in denen intensive Bewegung zugleich Voraussetzung und Folge der notwendigen körperlichen Arbeitskraft war, aber wir sind heute aufgefordert, um der Gesundheit der nachfolgenden Generationen willen, uns über die Bewegungsmöglichkeiten unserer Kinder mehr Gedanken zu machen. Viele Kinder sind schon so „gehfaul" geworden, dass sie gar nicht mehr die Bewegungsmöglichkeiten nutzen wollen, die es trotz aller Einschränkungen noch gibt.

Gesunde Bewegung ist jedoch eine wichtige Voraussetzung für eine gesunde Haltung. Das hört sich so selbstverständlich an und ist doch im Bewusstsein so vieler Menschen nicht hinreichend tief verankert. Die vielen kleinen und großen Bewegungen sind als Muster in uns gespeichert. Wenn die aktiven, immer wieder benutzten Muster zum Beispiel durch Einschränkungen des Spielraumes abnehmen, werden ganze Muskelgruppen und die dazugehörigen sensorischen und motorischen Gehirnareale nicht mehr erregt und verkümmern schließlich. Das hat Folgen für die Grundspannung aller an den Bewegungsmustern und der Gleichgewichtslage beteiligten Muskelgruppen, ja sogar auf Dauer für den Auf- oder Abbau der Knochenstruktur.

Wir wissen, wie dünn und kraftlos nach einem Beinbruch und der anschließenden notwendigen Ruhephase die Beinmuskulatur werden kann, und folgerichtig müssten wir eigentlich danach streben, unsere eigene Lebensweise und die unserer Kinder „bewegungsfreundlich“ einzurichten.

Ich habe also darüber nachgedacht, wie wir unsere Kinder zu ausreichend Bewegung anregen und die in ihnen natürlich angelegte Bewegungsfreude erhalten können, ohne daraus „Stress“ für Erzieher und Eltern werden zu lassen. Das ist die Grundmotivation dieses Buches und wenn Sie sich dazu auch schon Gedanken gemacht haben, hoffe ich, Sie bestärken und vielleicht sogar bereichern zu können.

Viel Spaß beim Lesen! *Nina Pflugradt*

Persönliche Motivation der Autorin

Wenn ich etwas lese, interessiert mich auch, welchen menschlichen und geistigen Hintergrund der Autor hat. Deshalb gebe ich hier eine kurze Selbstbeschreibung:
Nach meinem naturwissenschaftlich orientierten Psychologie-Studium, in dem ich mir sitzenderweise(!) viel Bücherwissen aneignen musste, hatte ich das Bedürfnis nach „bewegteren" Zeiten und beschäftigte mich mit Tanztherapie, weil ich den Zusammenhang zwischen äußerer (körperlicher) Bewegung und innerer (seelischer) Bewegung spannend fand und immer noch finde: der Körper als Spiegel der Seele.
Meine berufliche Tätigkeit teilt sich in drei Zweige:

1. Einzeltherapien mit Patienten die unter unterschiedlichsten Beschwerden leiden, wie z.B. unter Partnerschaftskonflikten, Erziehungsschwierigkeiten, Süchten, Ängsten, Konzentrationsschwierigkeiten, Zwängen usw.
2. Kurse und Seminare in den Bereichen Gesundheit, Erziehung, Familie bei verschiedenen Organisationen der Erwachsenenbildung.
3. Niederschreiben meiner Gedanken und Erfahrungen in verschiedenen Veröffentlichungen.

Die meiste Zeit verbringe ich mit meinem Dasein als Familienfrau. Gemeinsam mit meinem Mann begleite ich 6 Kinder und einen Hund auf ihrem Weg ins und durchs Leben, sie mal mehr, mal weniger stärkend. Durch alle diese Lebensbereiche zieht sich mir wie ein roter Faden das Thema der inneren und äußeren Haltung, so wie sich das Rückgrat als Leitlinie durch den Körper zieht, an dem sich so viele körperliche Strukturen ausrichten und anhängen.

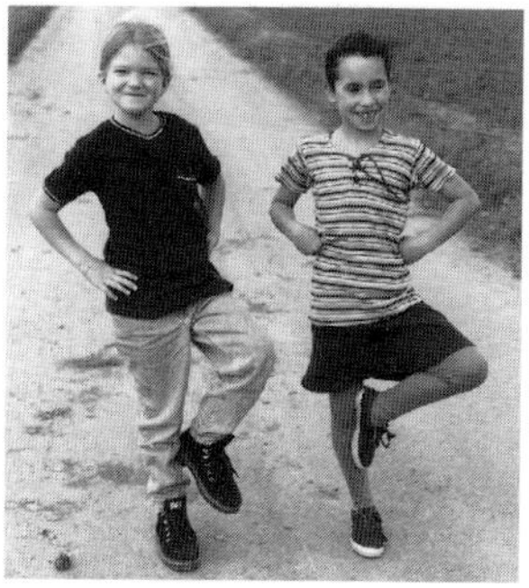

Schon wenn ein Patient oder eines unserer Kinder zur Tür hereinkommt, sagt mir ein kurzer Blick auf die Rückenhaltung, „wie dieser Mensch drauf ist", ob Gelassenheit, Fröhlichkeit oder Niederdrückendes bestimmend ist. Auch aus dem eigenen Erleben kenne ich das Gefühl des „Geknicktseins" mit all seinen Folgen der eingeengten Atmung und des eingeschränkten Blickwinkels nach unten. Zugleich wird mir immer deutlicher, dass eine der Grundfragestellungen in der Kindererziehung und in den Therapien lautet: „Wo habe ich meinen Halt?“

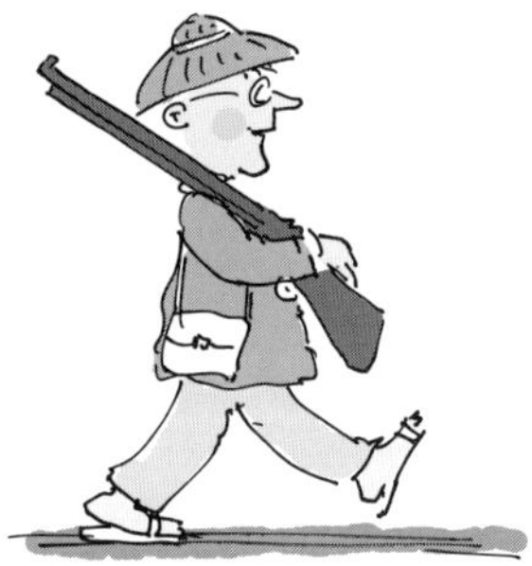

Unser Rückgrat muss uns unser ganzes Leben lang tragen und halten – bei einer heutigen Lebenserwartung (für Frauen) von 79 Jahren eine beachtliche Aufgabe –, und eigentlich bekommt es für diese Leistung relativ wenig Aufmerksamkeit oder gar Anerkennung. Vielleicht weil der Rücken hinten ist und damit unserem Gesichtsfeld, Hörbereich, Geschmacks- oder Riecherleben entzogen ist? Wir leben in der Körperwahrnehmung oft „rückenlos“. Ist es ein Zufall, dass dies so ähnlich klingt wie „rücksichtslos“? Erst wenn im Alter das Kreuz schmerzt, das Sich-Bücken zur Schwerarbeit, Umdrehen unmöglich wird, blicken wir mit Staunen auf die geschmeidigen Rückenbewegungen von Kindern. Wäre aber nicht denkbar, bereits in jungen Jahren ein Bewusstsein für das Rückwärtige und damit auch den Rücken zu entwickeln, für das, was hinter uns ist und uns in aller Bescheidenheit Halt gibt, und auf diese Weise „Rücksicht“ zu üben?

Diese Wirkung erhoffe ich mir für dieses Buch: Möglichkeiten zu erkennen, wie wir unseren Kindern ihren Rücken erlebnismäßig näher bringen, so dass sie sich ihr ganzes Leben lang auf diese stützende Säule verlassen können.

Da ich Psychologin bin, sind für mich am Thema der Haltung aber nicht nur die körperlichen, muskulären Aspekte interessant, sondern besonders die seelischen, psychologischen und sozialen Aspekte. Ich sehe einen Zusammenhang von innerer und äußerer Haltung und möchte in diesem Buch das Zusammenwirken der verschiedenen Faktoren aufzeigen und bewusst machen.

Gedanken zum Konzept der Ganzheitlichkeit

„Ganzheitlichkeit“ ist ein vertrauenerweckendes, vielversprechendes Schlagwort alternativer Pädagogik – was verbirgt sich dahinter?

In unserer Zeit haben wir sehr viel mit Spezialisierung und Differenzierung zu tun, zum Beispiel wurde aus dem Hausarzt unserer Eltern ein Facharzt für Inneres, Haut, Urologie, Orthopädie, Neurologie, Gynäkologie, Kinderkrankheiten, Chirurgie, Anästhesie, Hals-Nasen-Ohren-Krankheiten, Rheumatologie usw. Deshalb entstand eine Gegenbewegung, die danach strebt, die Ganzheit, die Vereinigung, die tieferliegende Einheit der verschiedenen Facetten ins allgemeine Bewusstsein zurückzuholen, nicht zuletzt um den Menschen die Welt überschaubarer zu machen. Die Informationsfülle um uns herum ist derart groß, dass wir mit unseren Sinnen jeweils nur kleine Teilmengen davon wahrnehmen können, je nachdem, welchen Weltausschnitt wir gerade anschauen, anhören oder erspüren. Diese Teilwahrnehmungen setzen wir dann zu einem Begriff oder Konzept zusammen, z.B. dem Begriff des „Körpers" oder des „Ichs". Wir können also wie mit verschiedenen Brillen auf einen Menschen schauen, und ihn als Knochenansammlung, als Blutkreislaufsystem, als Gedankenträger, als Seele usw. betrachten. Auch wenn man sich jeweils auf eine „Brille" zu einem bestimmten Zeitpunkt beschränken muss, so sind doch die anderen „Brillen" gleichzeitig vorhanden, nur gerade nicht aktiv. Spannend ist nun aber, dass diese unterschiedlichen „Brillen" oder „Ebenen" oder „Betrachtungsweisen" eng miteinander verzahnt sind. Ein Gefühl schlägt sich in einer bestimmten Hormon-Konstellation und -Konzentration oder in der körpereigenen Synthese anderer chemischer Verbindungen nieder. Gedanken wie „Das schaffe ich niemals!" können sich in einer gedrückten Haltung zeigen. Das ist eigentlich etwas Alltägliches für uns, und Pantomimen und Schauspieler benutzen gerade bestimmte Körperhaltungen, um die Gedanken- und Gefühlswelt darzustellen.

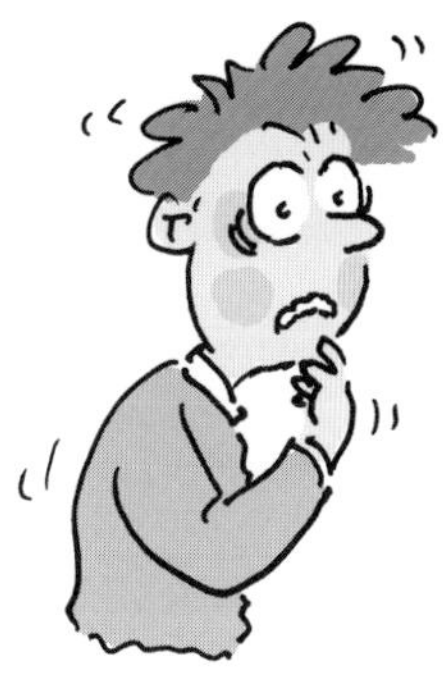

Wir sind uns aber oft weniger bewusst, dass nicht nur der Körper der Spiegel der Seele ist, sondern auch die Seele der Spiegel des Körpers. Die Verflechtung lässt sich also aus beiden Richtungen erkennen. Konkret bedeutet das für mich: meine Befindlichkeit formt nicht nur meinen Rücken, sondern mein Rücken formt auch meine Befindlichkeit. Es gibt viele Belege für diese Zusammenhänge.

Besonders schlagend fand ich den Bericht über eine Versuchsserie in einem psychologischen Institut. Man bildete dort zwei Versuchsgruppen, von denen die Gruppe A eine Zeit lang die Mundwinkel hochziehen musste und die Gruppe B die Mundwinkel herunterziehen musste. In einer Befragung über die Gefühle der Probanden beider Gruppen stellte sich heraus, dass die Teilnehmer der Gruppe A sich während des ganzen Versuchszeitraumes und noch einige Tage später signifikant (statistisch aussagekräftig) fröhlicher fühlten als die Teilnehmer der Gruppe B. Auf unser Rückenthema übertragen bedeutet dies, dass wir durch eine von außen herbeigeführte, aufrechte Haltung der Wirbelsäule auch eine aufrechte, dem Leben zugewandte innere Haltung unterstützen können. Das ist eine ermutigende Aussage.
Sie, liebe Leserin oder Sie, lieber Leser, können diese Wechselwirkung zwischen äußerer und innerer Haltung gleich jetzt beim Lesen dieses Buches ausprobieren, indem Sie sich einmal mit durchhängendem Rücken niederlassen und danach mit aufrechtem Rücken hinsetzen.

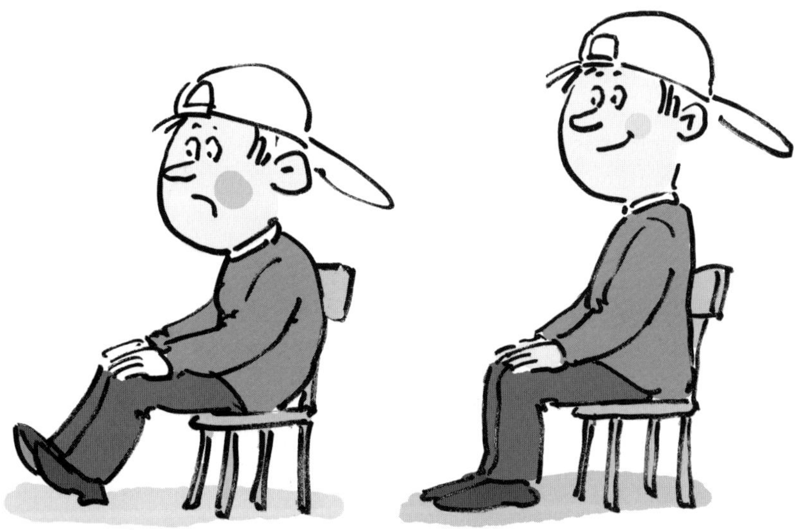

Beobachten Sie dabei genau, welche Auswirkungen diese Körperhaltungen auf Ihre Konzentration, Aufmerksamkeit und Stimmung haben.
Diese Beobachtung ist die Grundlage für den ganzen Ansatz in diesem Buch: Es geht mir nicht darum, den Muskel XY zu stärken oder eine Muskelgruppe Z ins Gleichgewicht zu bringen, damit weniger Rückenschmerzen auftreten. Die angestrebte Wirkung geht tiefer: das damit verbundene Lebensgefühl oder Selbstwertgefühl kann und soll gehoben werden.

Modell der Körper-Seele-Gesamtheit

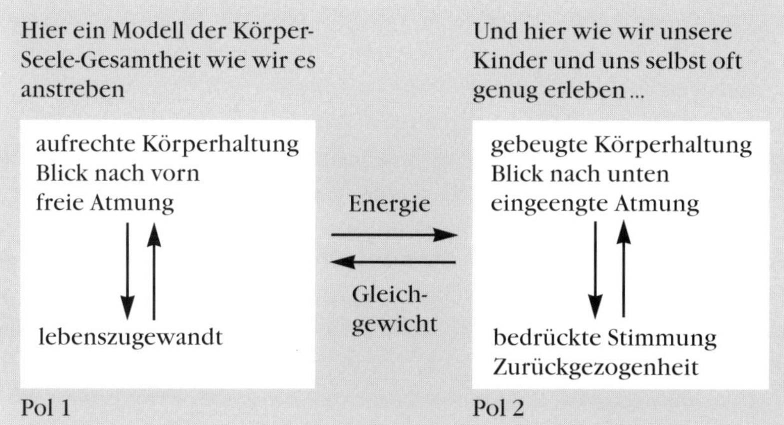

Die senkrechten Pfeile zeigen ebenfalls ein Energiegleichgewichtssystem an, das allerdings zwei verschiedene Ebenen (körperliche und seelische) miteinander verbindet.

Die meisten Menschen befinden sich nicht dauernd an einem Pol, sondern schwanken um einen gedachten Mittelwert herum. Deshalb ist auch ein zeitweiliger Aufenthalt an Pol 2 nicht weiter tragisch. Wir wollen niemandem die heute so notwendigen Zeiten der Zurückgezogenheit, Besinnung, Trauer, des Insichgekehrtseins nehmen. Wo viel Dynamik und Leistungsorientierung ihren Platz haben, müssen auch Ruhezeiten für Ausgleich sorgen. Schwierig wird die Angelegenheit erst, wenn der Aufenthalt an den Polen überwiegt und das Ungleichgewicht sich schließlich auch körperlich manifestiert, so sehr, dass der Lebensstrom um uns herum nicht mehr freudig wahrgenommen werden kann. Ich spreche bewusst von beiden Polen, weil beispielsweise auch zu große beständige Freude zu ganz ähnlichen Symptomen führen kann wie zu lange, tiefe Trauer.

Zielvorstellungen

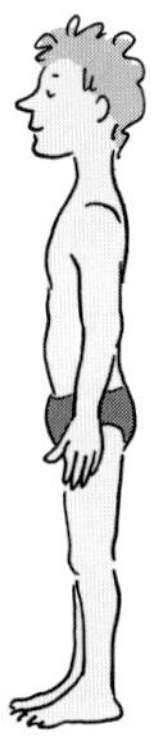

Deshalb kommt es mir auf ein flexibles, an die jeweilige Situation angepasstes Pendeln zwischen dem lebenszugewandten Pol 1 und dem zurückgezogenen Pol 2 an. Da in unserer Sitzkultur nun aber auch durch die Anatomie des Sitzens begünstigt der Pol 2 häufiger erlebt wird als wenn wir mehr aufrecht laufen oder körperlich arbeiten würden, sollte bei den meisten Menschen der Pol 1 bewusste Unterstützung erfahren – je eher desto besser.
Allen möglichen Lerninhalten geben wir Raum und Zeit in unseren Kindergärten und Schulen, aber das Thema der gesunden Körperhaltung, der „Rücken-Schule" fristet ein Mauerblümchen-Dasein, obwohl ein gesunder Rücken eine nicht zu unterschätzende Basis und Vorbedingung für gute Lernfähigkeit und damit viele weitere Lernerfahrungen ist. Ich denke, dass unser Bewusstsein dafür nicht erst mühsam und womöglich unter Schmerzen geschaffen werden sollte, wenn die ersten Rückendeformationen sich verfestigt haben und der Weg zur täglichen Krankengymnastik unausweichlich wurde. Der vorbeugende Aufwand ist viel kleiner als der Aufwand, der zur Heilung aufgebracht werden muss. Richten Sie sich und Ihre Kinder also rechtzeitig auf.

Das Konzept der Bausteine

Die Körperhaltung eines Menschen wird nicht von einem einzigen Faktor bestimmt, sondern von einer Menge an „Bausteinen", von denen in dem folgenden Modell einige aufgezählt werden sollen, ohne dass ich sie gewichten will, weil der jeweilige Stellenwert eines Bausteins bei den verschiedenen Menschen schwanken mag. In diesem Modell sind die Wechselwirkungen der einzelnen Bausteine untereinander der grösseren Klarheit wegen nicht eingezeichnet.

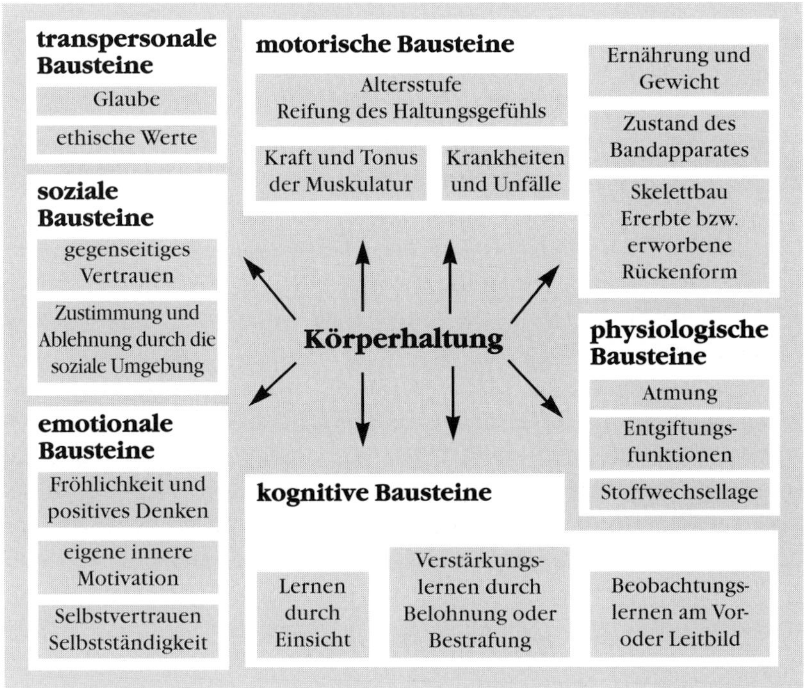

Bausteinmodell zur Stärkung der Körperhaltung

Das Diagramm deutet an, dass die Körperhaltung über verschiedene „Bausteine" gestärkt werden kann. An je mehr Bausteinen wir stützend oder heilend ansetzen können, um so stabiler und umfassender wird die Wirkung sein. An welchen Bausteinen man die Arbeit beginnt, hängt von den individuellen Defiziten und auch den Fähigkeiten und Motivationen ab, da lässt sich kein allgemeingültiges Rezept angeben.

Natürlich sind auch die eigenen erlernten Handlungsmöglichkeiten und -fähigkeiten maßgebend. Wer als Krankengymnastin ausgebildet ist, wird wahrscheinlich auf dieser Ebene Zugang zu einem Kind finden, während eine Pfarrerin vielleicht eher die transpersonale Ebene nutzen möchte.
Trotz aller spezialisierten Kompetenz darf man das Zusammenspiel aller Bausteine nicht aus den Augen verlieren und sollte gegebenenfalls fachkundige Hilfe zuziehen.

Überblick über die Kapitel

Der Theorieteil soll eine geistige Grundlage vor dem anwendungsbezogenen Praxisteil schaffen. Dabei untersuchen wir unser Thema nacheinander unter verschiedenen Aspekten.
Im Kapitel über die motorische Ebene soll Grundlagenwissen über den Bau und die Eigenschaften der Wirbelsäule sowie über die Besonderheiten der kindlichen Wirbelsäule vermittelt werden, und zwar speziell das, was für Kinder interessant und nachvollziehbar sein könnte.
Im Kapitel über die physiologische Ebene geht es um die Verflechtung des Körperbaus mit anderen Körperfunktionen.
Das Kapitel über die kognitive Ebene behandelt verschiedene Lernarten, wie also unsere Gedanken, Pläne und Überlegungen, deren Erfolge und Bewertungen zu unserer Körperhaltung beitragen.
Im Kapitel über die emotionale Ebene wird nochmals genauer auf den Zusammenhang zwischen Körperhaltung und Gefühlen eingegangen.
Das Kapitel über die soziale Ebene behandelt die Wirkungen zwischenmenschlicher Beziehungen auf die Körperhaltung.
Schließlich folgen noch einige Gedanken über Zusammenhänge von Körperhaltung und transpersonaler Ebene – das was über den mit den Händen greifbaren Bereich der Menschen hinausgeht.
Im Praxisteil geht es um konkrete Möglichkeiten, wie wir das Thema „Rücken“ an unsere Kinder herantragen können, denn mit einem

einfachen oder womöglich schimpfenden „Halt dich gerade!" ist es nicht getan.
Ich habe mich entschieden, nach pädagogischen Methoden zu gliedern. Ich gebe einige Beispiele für Gymnastikgedichte, für Gymnastikgeschichten, für das Freispiel mit Bewegungsgeräten, für Bewegungslieder, für rückenstärkende Spiele. Ich hoffe, dass Ihnen meine Spielidee Spaß macht, in der ich zeige, wie Sie mit Hilfe eines Brettspiels Haltungs- und Bewegungsübungen für die ganze Familie oder die ganze Kindergartengruppe in Gang setzen können.
Nicht zu vergessen ist die Rolle der Vorbilder, die wir unseren Kindern von früh bis spät geben. Nur wenn wir selbst richtiges Sitzen, Liegen, Stehen, Hochheben, Gehen, Arbeiten, Tragen zeigen, können wir von unseren Kindern die entsprechende Mühe erwarten.

Adressaten des Buches

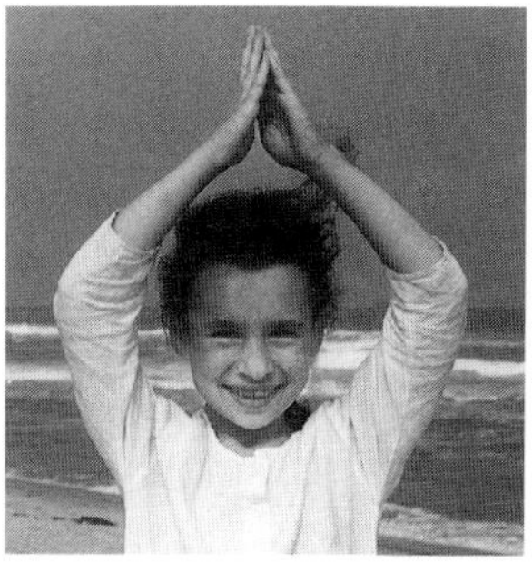

Dieses anwendungsbezogene Buch ist für alle gedacht, die mit Kindern beruflich oder privat zu tun haben, also vor allem für Erzieher, Ergotherapeuten, Krankengymnasten, Lehrer und last not least für Eltern. Selbstverständlich sind auch einige Ideen erwähnt, die für Erwachsene nützlich sind, und von denen Sie vielleicht denken werden: „Es wäre gut gewesen, wenn ich diesen Aspekt bereits früher in mein alltägliches Planen und Handeln einbezogen hätte."
Auch wenn wir den günstigsten Einstieg in ein „Rückenbewusstsein" in den Kinderjahren schon verpasst haben, lohnt sich auch später noch, „Rückenbewusstsein" aufzubauen und zu leben. In diesem Falle heißt es nicht „Was Hänschen nicht lernt, lernt Hans nimmermehr!", sondern „Was Hänschen nicht lernt, wenn es ihm am leichtesten fallen würde, kann Hans später mit etwas größerem Aufwand nachholen."

2. SECHS BAUSTEINE FÜR EINE GESUNDE HALTUNG

Wenn eine Maschine nicht benutzt wird, verrostet sie. Das Gleiche gilt für ungenutzte Fähigkeiten. Der Körper muss durch Training in guter Verfassung gehalten werden, damit er als Werkzeug für den Dienst am Nächsten der Liebe zur Verfügung steht.
Mäßigung beim Essen, Trinken und bei jeder Art von Betätigung ist die beste Haltung!
Sathya Sai Baba

Erste Bausteingruppe: Motorische Ebene

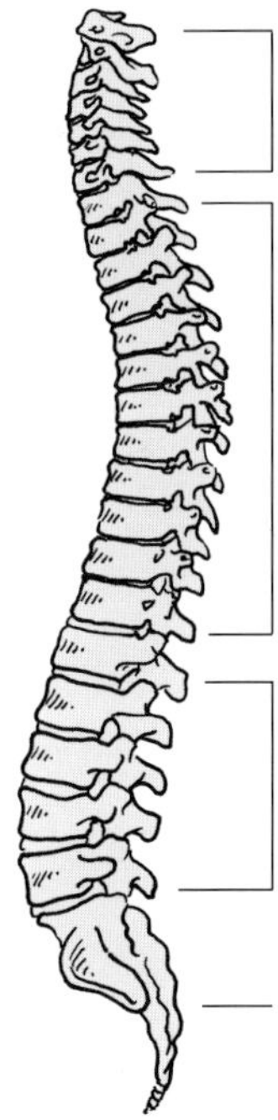

Zum Bau der Wirbelsäule

Wenn wir nicht schon einmal irgendwo ein Bild von einem Skelett oder einer Wirbelsäule gesehen hätten, wüssten wir dann überhaupt, wie das Rückgrat aussieht? Zu fühlen sind nur die Höcker am Rücken – die Dornfortsätze der Wirbelkörper, und wir können nur vermuten, dass sie irgendwie zusammenhängen, sonst würden die Wirbelkörper nicht an Ort und Stelle bleiben, sondern der Schwerkraft folgend zu einem Knochenhaufen zusammensacken.
Und das soll uns Halt geben? Auch im übertragenen Sinn sprechen wir vom „Menschen mit Rückgrat" als einem Menschen mit innerem Halt und verlässlichem Charakter, betonen also den Aspekt der Stabilität des Rückens.
Was bewirkt, dass uns diese 24 Knochenscheiben so stabil und fest angeordnet erscheinen, dass sich manche Kinder die Wirbelsäule sogar als festen Stab vorstellen? Die Stabilität und damit die Funktionstüchtigkeit der Wirbelsäule beruht zum einen auf einer guten Passform der einzelnen Wirbelkörper, so dass sie nicht wie Kugeln

aneinander vorbeirutschen können, sondern eher wie Puzzleteile aufeinander abgestimmt sind. Zum anderen wird die Wirbelsäule rundum von Muskeln, Bändern und Sehnen umfasst, die unter Spannung stehen und damit für kräftigen Halt sorgen.

Zwei Wirbelkörper mit dazwischenliegender Bandscheibe

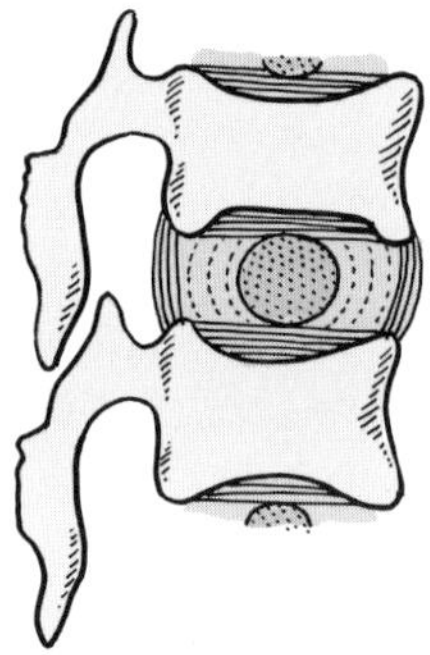

Von der Seite betrachtet erscheint die Wirbelsäule S-förmig gekrümmt. Dieser Aufbau verleiht ihr Stabilität und Elastizität.

Wir sehen, dass die Wirbelsäule nicht starr wie eine Säule ist. Wenn wir von der Seite schauen, erscheint sie S-förmig geschwungen. Zu spüren ist das, wenn wir auf dem Boden liegen. Dann gibt es zwei Stellen, wo der Rücken nicht aufliegt. Dort können wir leicht die Hand dazwischenschieben, nämlich am Nacken und an der Lendenwirbelsäule.

Diese sonderbare Bauweise dient der Stabilität, denn einen starren Stab kann man leicht brechen. Durch die S-Form kann jedoch eine Kraft, die an einer Stelle auf die Wirbelsäule einwirkt, an anderer Stelle wieder elastisch ausgeglichen werden. Dies führt zum Konzept der fortlaufenden Bewegung: Wenn ein Teil des Halteapparates bewegt wird, setzt sich die Bewegung an anderen Orten wie eine Welle fort. So gehört zum Beispiel auch Fußgymnastik zur Wirbelsäulengymnastik, denn die Fußstellung beeinflusst die Beckenstellung, die sich über die gekrümmte Wirbelsäule in alle angrenzenden Sehnen- und Muskelgruppen fortpflanzt.

Die lebenslangen Leistungen der Wirbelsäule wären aber nicht denkbar ohne mechanische Pufferscheiben zwischen den einzelnen Wirbelknochen. Diese Bandscheiben bestehen im Wesentlichen aus Knorpelmasse mit einem gallertigen Kern, der ähnlich wie ein hydraulischer Stoßdämpfer funktioniert. Die Bandscheiben werden ebenso von den Bändern und Muskeln wie von den teilweise leicht nach innen gewölbten Oberflächen der Wirbelkörper in ihrer Position gehalten. Da aber der Hauptnervenkanal nur einige Millimeter von der seitlich-rückwärtigen Bandscheibenkante entfernt ist, kann man sich leicht denken, dass das Verrutschen einer Bandscheibe beim Bandscheibenvorfall oder Druck, der beim Hexenschuss durch Muskelkrämpfe auf die Nerven ausgeübt wird, sich äußerst schmerzhaft bemerkbar macht.

Die Bandscheibe bildet einen elastischen Puffer zwischen zwei Wirbelkörpern.

Das Konzept der Bandscheibe kann man Kindern nicht durch Nachfühlen vermitteln, aber Sie können es verständlich machen, indem Sie zwischen beiden Handflächen einen elastischen Ball zu einer Scheibe zusammendrücken und mit den hin- und herschaukelnden Händen eine Vor- und Rückwärtsbewegung oder eine Rechts-Links-Bewegung oder eine Drehbewegung vollführen. So lässt sich nachvollziehen, wie die puffernden Bandscheiben nicht nur ein schmerzfreies Federn beim Hüpfen ermöglichen, sondern die Gesamtheit der Wirbelkörper vor Abrieb und vorzeitigem Verschleiß schützen, und so die dauerhaften „Zwischen-Lager“ für die drei großen Bewegungsrichtungen des Körpers bilden:

1. die Beugung und Streckung (hoch – runter)

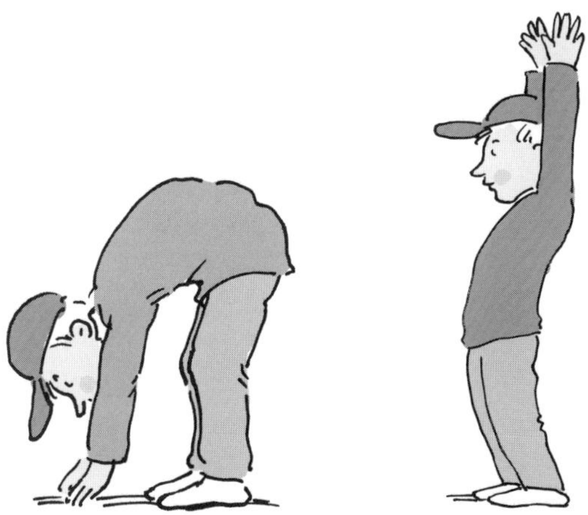

2. die Seitneigung (rechts - links)

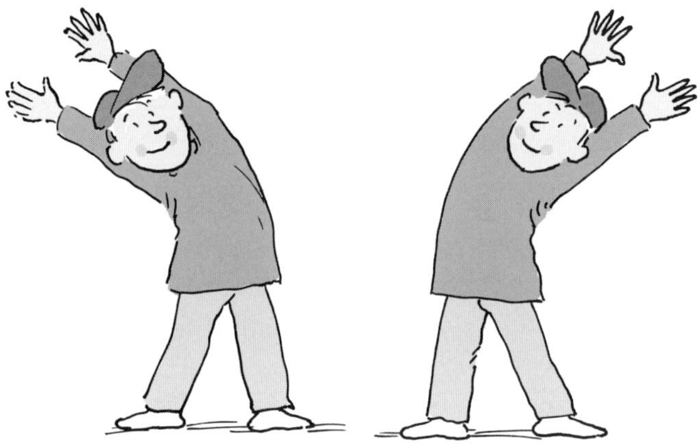

3. die Drehung (rechts hinten - links hinten)

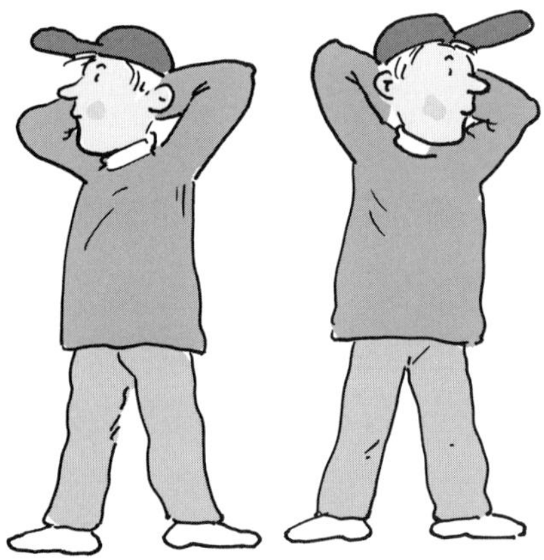

Vielleicht wollen Sie mit Ihren Kindern einmal gemeinsam die Wirbelsäulenskizze anschauen und damit deren Körperbild erweitern? Lassen Sie möglichst die Kinder parallel zur visuellen Informationsaufnahme und dem anschaulichen bildhaften Erklären auch ihren eigenen Rücken oder den Rücken einer anderen Person betasten, besonders die Dornfortsätze und die Schulterblätter. Dieses Betasten wird lebendig und lehrreich, wenn wir unser Menschen-Modell sich dabei bewegen lassen und die Kinder dann die Beweglichkeit des Rückens unter ihren Händen spüren können. Die meisten Kinder sind hochmotiviert, etwas über das Wunderwerk ihres Körpers zu erfahren. Wie verschwinden die Wirbelkörper in dem schützenden Muskelmantel, wenn man sich aufrichtet? Wie bewegt sich das Schulterblatt, wenn man mit dem Arm rudert?

Durch Betasten des Rückens können Kinder sehr gut „begreifen", wie beweglich die Wirbel, Muskeln und Sehnen sind.

Fragen Sie doch einfach die Kinder, in welche Richtungen sie ihren Rücken bewegen können. Kleine Kinder denken bei Bewegung oft nur an die Arme und Beine, an die ausführenden Hebelarme, ohne sich bewusst zu sein, dass Kraftansatz und Steuerung von der Körpermitte ausgehen. Es gibt das Kinderlied „Ich bin ein kleiner Hampelmann, der Arm und Bein bewegen kann!" Darin drückt sich ein Teil der Erfahrung der Gliederbewegung von Kleinkindern aus. Um das als Erwachsener nachzuvollziehen, prüfen Sie doch einmal, welche Bewegungsmöglichkeiten Sie mit angespanntem oder mit beweglichem Rumpf haben, mit lockeren und mit steifen Gliedern ...?

Außer der ganz erstaunlichen Stabilität ist die Beweglichkeit des Rückens das zweite wesentliche Merkmal, und es ist faszinierend, was sich die Natur ausgedacht hat, um diese beiden gegensätzlich erscheinenden Eigenschaften in einer Konstruktion zu kombinieren. Darüber hinaus hat die Wirbelsäule noch eine dritte wesentliche Aufgabe: Sie ist der schützende „Kabelkanal" für die meisten Nerven, die vom Gehirn zum Körper und vom Körper zum Gehirn verlaufen. Manche Aufgaben des Nervensystems werden auch gleich in kleinen Nervenknoten (Ganglien) an und im Nervenleitungskanal (Rückenmark) erledigt (z.B. monosynaptische Reflexe, die nur von 2 Nervenzellen abgewickelt werden). Davon erreicht dann nur noch eine Art „Erledigt"-Signal das Gehirn und wird oft noch nicht einmal bewusst. Die meisten Nervenfasern im Rückenmark dienen aber dazu, dass die inneren Organe, Magen, Leber, Bauchspeicheldrüse usw., die Arme und Beine, ja sogar die Fingerspitzen und Zehen „wissen", welche Befehle das Gehirn im Kopf ihnen gibt (efferente Lei-

Die Wirbelsäule bildet einen knöchernen Schutz für die Nerven des Rückenmarks.

tung vom Gehirn zu den ausführenden Organen). Und schließlich müssen alle Sinnesorgane, die Muskelkraft-, die Schmerz- und Wärmesensoren dem Gehirn melden, was sie auf ihrer Entdeckungsreise in der Welt wahrgenommen haben (afferente Leitung von den Sinnesorganen zum Gehirn).
Auch über das Rückenmark könnte man mit den Kindern bereits reden: wie die Wirbelsäule als Rohrpost gebaut ist, durch die in jeder Sekunde viele Nachrichten und Informationen auf- und abwärts geschickt werden. Vielleicht gibt es bei Ihnen einmal eine Suppe aus Markknochen, so dass Sie Ihren Kindern die Rohrposthöhlung zeigen können, die ja bei den Tieren ganz ähnlich gebaut ist.

Draufsicht eines Wirbelkörpers

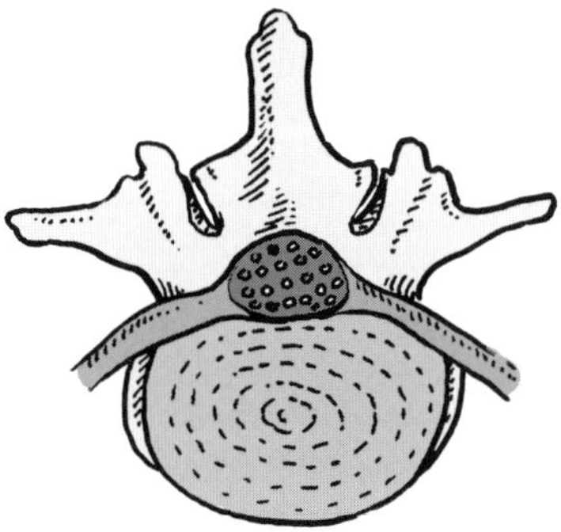

Der oberste Halswirbel, der sog. Atlas, trägt den Schädel.

Und was befindet sich an den beiden Enden der Wirbelsäule? Obenauf ruht die Schädelschale, die am Atlas-Knochen dreh- und neigbar gelagert ist und eine schützende Funktion für das wichtigste Steuerorgan des Körpers hat.
Unten ist an Bändern und Muskeln die Beckenschale aufgehängt, die ebenfalls (in Grenzen) gedreht und geneigt werden kann und eine schützende und stützende Funktion für die Verdauungs- und Fortpflanzungsorgane besitzt.
Dehnbarkeit, Elastizität, dabei Schutz durch Muskelgruppen, Sehnen und feste Häute wohin man hier schaut! Sogar die Verbindung der beiden Beckenhälften ist elastisch und lässt Raum für den Geburtsvorgang. Dieser Bereich ist mit allem verbunden, was in uns zur Erde

gehört (Verdauungs- und Fortpflanzungsorgane) und zur Erde zurück will (feste und wässrige Ausscheidungen). Deshalb ist dort auch der Ausgang für die Babies aus dem Mutterbauch, die auf die Erde kommen wollen.

In der Mitte des unteren Bauchraums, etwas oberhalb der Achse durch die beiden Hüftgelenke, liegt normalerweise der Schwerpunkt des Körpers, den man sich als Punkt denken muss, an dem alle Gewichte und Kräfte im Körper angreifen und sich zu Null addieren. Je nach Körperbau, Alter und momentaner Haltung wandert dieser gedachte Punkt im Raum, aber er hat immer eine besondere Beziehung zur Wirbelsäule, denn die obere Körperhälfte balanciert sozusagen mit Hilfe der Wirbelsäule und des daran befestigten Muskelapparates auf diesem Schwerpunkt, dessen Lot bei allen aufrechten Haltungen und Bewegungen hinreichend nah an der Unterstützungsfläche, den Fußsohlen gehalten werden muss, damit der Mensch nicht umkippt.

Die Wirbelsäule steht in enger Beziehung zum Körperschwerpunkt im unteren Bauchraum.

Womit mag aber zusammenhängen, dass gerade das Konzept des – doch so wichtigen – Rückens von Kindern verhältnismäßig spät gebildet wird? Das Wort „Bauch" erscheint normalerweise viel früher im aktiven Wortschatz, und ganz frühe Kinderzeichnungen enthalten bereits oft einen Bauchnabel, aber selten Rückenansichten, obwohl die Geschwister und Eltern sicher auch häufig von hinten zu sehen waren. Das mag an der besseren Wahrnehmbarkeit des Bauches liegen: Er ist sicht- und fühlbar und – folgerichtig – klagen Kinder viel seltener über Rücken- als über Bauchschmerzen. Die Augen schauen nach vorne, die Nase, der Mund, die ganze Intensität der Wahrnehmung sind nach vorne gerichtet.

Kinder nehmen zuerst den Bauch und viel später den Rücken bewusst war.

Der Grund dafür ist vielleicht in der Entwicklung des Menschen vom Vier- zum aufgerichteten Zweifüssler zu suchen. Der Rücken ist eigentlich als Außenmantel des Menschen aufzufassen und viel widerstandsfähiger als der Bauch, was jeder, der sich auf alle Viere niederlässt, sofort nachvollziehen kann. Der empfindliche Bauch- und Hauptsinnesbereich ist dann nämlich dem sicheren Erdboden zugekehrt. Die Schmerz- und Tastsensorik ist entsprechend an der

Rückenhaut viel weiter gestreut, so dass die Empfindlichkeits- und Schmerzschwelle auch höher liegt. Den Rücken zu zeigen heißt also, sich abzuschirmen, auch wenn unser Rückenpanzer nicht so verstärkt ist wie bei den Schildkröten.

Aus dem Zusammenspiel der einzelnen Körperteile können Kinder lernen, wie die Zusammenarbeit in sozialen Systemen funktioniert.

Wenn die Kinder durch solche Betrachtungen auch nur einen kleinen Einblick in die Verflechtung der komplexen Körperfunktionen bekommen, so können sie doch lernen, ihren eigenen Körper und den Körper ihrer Mitmenschen mehr zu achten und behutsamer zu sein.

Im Übrigen finden wir das Prinzip des Zusammenspiels verschiedener spezialisierter Funktionen ja nicht nur im physischen Einzel-Körper, sondern auch in „sozialen Körpern", wie der Familie oder dem Staat, wo der Einzelne genauso in das Gesamtgefüge eingebettet ist, wie ein Wirbelkörper ins Knochensystem. Gegenseitige Abhängigkeit der Untersysteme (in diesem Fall der Einzelmenschen oder Menschengruppen) bei der Erfüllung der gestellten Aufgaben ist dort in ganz ähnlicher Weise gegeben und Zusammenarbeit genauso notwendig. Insoweit kann das Konzept vom „System" Körper, das aus funktionell abhängigen Teilen aufgebaut ist, auch dem sozialen Lernen nützen.

Die kindliche Wirbelsäule

Wir sprechen manchmal von „verknöcherten" Ansichten älterer Menschen und meinen damit den beobachtbaren Vorgang der Verfestigung und Erhärtung im Laufe des Lebensbogens auf den unterschiedlichen Ebenen – auf der Ebene der Knochen wie auch der Ebene der Gedanken. Im Gegensatz dazu ist jedenfalls der Beginn des Lebens durch eine große Formbarkeit, Flexibilität und Prägbarkeit gekennzeichnet – wieder auf den unterschiedlichen Ebenen. Dies bedeutet eine große Verantwortung für die nächststehenden Erwachsenen, da ihre Einflüsse sich besonders leicht – ebenso negativ wie positiv – auswirken können. Das „neue" Gehirn ist noch offen für alle neuen Eindrücke, und um so wichtiger und folgenschwerer ist das, was wir ihm als Wahrnehmung anbieten.

Dasselbe gilt auch für den Bewegungs- und Halteapparat, der uns ja ein ganzes Leben lang stützen und tragen soll: Gerade in einer Zeit, in der die Weichen für spätere Entwicklungen gelegt werden, sollten Eltern diesem Bereich ein besonderes Augenmerk schenken. Die Knochen und Gelenke des Neugeborenen erscheinen fast wie Gummi. Man hat den Eindruck, dass man damit fast jede passive Bewegung ausführen kann, ohne an Blockaden oder Schmerzgrenzen zu stoßen. Man nutzt diese Beobachtung, indem man Zirkus- oder Ballett-Kinder schon sehr früh auf Dehnbarkeit, Belastbarkeit und bestimmte Bewegungsfolgen trainiert, was allerdings im Extremfall auch zu Überbeanspruchungen des Bewegungsapparates mit den entsprechenden schädlichen Folgen führen kann. Ein guter Lehrer erkennt die Leistungsfähigkeit der einzelnen Kinder sowohl auf der körperlichen wie auf der seelischen und geistigen Ebene und fordert, ohne zu überfordern.

Knochen und Gelenke eines Neugeborenen sind noch wenig entwickelt und dementsprechend sehr flexibel.

Die Grundlage der Leistungsfähigkeit ist die innere und äußere Haltung eines Menschen. Wir brauchen indes keine Angst zu haben, dass die Entwicklung unserer Kinder für immer verdorben wäre, wenn wir in der besonders sensiblen Phase der frühen Kindheit Hilfen und Korrekturen verpasst haben. Der halbwegs gesunde Körper hat im Allgemeinen eine erstaunliche Regenerations- und Heilungsfähigkeit – das erfordert die Anpassung an die Palette von mehr oder weniger günstigen Umweltbedingungen. Der Energieaufwand, der zum Lernen benötigt wird, ist allerdings in späteren Jahren spürbar größer als in der frühen formbaren Zeit.

Lebensalter und Haltungsbewusstsein

Natürlich spielt die Altersstufe für die Haltung eine wesentliche Rolle. Wir sehen, wie das Alter die Köpfe nach unten zieht und die nachlassenden Kräfte den Menschen beugen. Bei den Kindern stellt sich oft erst nach einigen Jahren ein bewusstes Gefühl für ihre eigene Haltung ein. Dies Haltungsgefühl, besser Haltungsbewusstsein („Ich halte mich ganz aufrecht!“ – oder „Das Leben beugt mich!“),

Die Körperhaltung wird entscheidend vom Haltungsbewusstsein geprägt.

kann die Körperhaltung sehr stark bestimmen, und zwar unter anderem über den Grundtonus der Halte- und Bewegungsmuskulatur. Wie bei den anderen Bausteinen auch, ist die Beziehung wechselseitig, es gilt also auch: Wer aus irgendwelchen äußeren Gründen zur Aufrichtung gezwungen wird, wird ein mehr positiv betontes Haltungsgefühl entwickeln.

Die Erziehung zu einer guten Haltung ist vor allem Hilfe zur Eigenmotivation.

Hier könnte Haltungserziehung ansetzen, indem sie die äußere gute Haltung mit geeigneten Maßnahmen mehr oder weniger „erzwingt". Ein reifer Mensch sollte sich aber in allen Lebenslagen angemessen halten können. Die Kraft dazu, wenn außen gerade nichts mehr trägt, kann nur von innen kommen. Deshalb ist Haltungserziehung vor allem Hilfe und Erziehung zur Eigenmotivation.

Kraft und Tonus der Muskulatur

Ein Muskel besteht aus vielen Muskelfasern, die sich wiederum aus einer Vielzahl von Muskelfibrillen zusammensetzen.

Über den Bau und die Steuerung der Muskulatur weiß die biomedizinische Wissenschaft recht genau Bescheid. Um den Begriff des Muskeltonus besser zu verstehen, seien hier einige Informationen über die Nervenleitung gegeben: Der motorische Nerv entlädt sein Potential, seine Erregung, die die „Aktivierungs-Botschaft" für die damit verbundene Muskeleinheit darstellt, an der synaptischen Endplatte und löst damit einen komplexen elektrochemischen Vorgang aus, in dessen Verlauf langgestreckte Kettenmoleküle sich sehr schnell zusammenziehen, um sich nach dem Ende der Erregungsphase wieder relativ langsam zu entspannen. Der ganze Vorgang ist wiederholbar und dauert etwa 1/10 Sekunde. Da sehr viele solcher Minifasern bei entsprechend synchroner Ansteuerung zur gleichen Zeit in gleicher Weise reagieren, addieren sich die resultierenden Mini-Kräfte zu merklichen Werten. Ein Muskel besteht je nach Aufgabe und Größe aus sehr vielen solcher von einzelnen Motoneuronen gesteuerten Untereinheiten, die – von sehr festem sehnigem Gewebe zusammengehalten und an den Enden verkettet – eine Muskelfaser bilden. Viele Muskelfasern bilden einen Muskel. Die Muskelkontraktion verbraucht Energie (ATP) und gibt an die Umgebung Wärme ab.

Fast alle im Bewegungsapparat wirksamen Muskeln haben Gegenspielermuskeln. Zusammen bewirkt solch ein Paar einen durch Kraft und kontrollierende Gegenkraft genau steuerbaren Bewegungsvorgang.

Die Kontraktion eines Muskels verbraucht Energie; dabei wird an die Umgebung Wärme abgegeben.

Mit einem „gesunden Tonus“, der sich auf die Haltung vielfältig auswirkt, bezeichnet man einen Zustand, in dem Muskel und Gegenspieler beide beständig leicht kontrahiert, d.h. erregt sind. Durch diese Vorspannung sind weitere Erregungen schneller wirksam (Bahnung), und es stellt sich eine gewisse Leichtigkeit und Schnelligkeit der Muskelkontraktionen ein.

Ein besonders wichtiger Effekt betrifft die Versorgung der Muskeln mit Sauerstoff und Nahrung. Durch die fast ständig – außer im Traum- und Tiefschlaf – aufrecht erhaltene Energie (verzehrende Grundspannung) besteht dauernder Bedarf an ausreichender Durchblutung. Hierzu dient ein permanent erneuertes Geäst kleinster Äderchen, deren Sauerstoff- und Energieangebot bei „Anforderung“ größerer Muskelleistung ganz wesentlich zur Dauerleistungsfähigkeit der Muskeln beiträgt. Zum Vergleich ein Beispiel: ein Netzwerk von in Friedenszeiten gebauten Straßen steht bei Krieg oder Naturkatastrophen der Bevölkerung sehr hilfreich zur Verfügung. Bei geringem Tonus wird dieses Äderchen-Netzwerk bei weitem nicht so leistungsfähig erhalten und entsprechend ist die Gesamtleistungsfähigkeit des betroffenen Muskels geringer und die Ermüdung folgt schneller. Offensichtlich ist, dass schnell ermüdende Muskeln wenig zur Haltung beitragen können. Der Übungseffekt der leicht erhöhten Grundspannung sollte also nicht unterschätzt werden. Für einen gesunden Tonus sind mehrere Faktoren verantwortlich: genug Bewegung (Leistungsanforderung), gesunder Stoffwechsel (Nahrung und Entgiftung) und die Ausgeglichenheit des Gemütes (Freude am Leben trotz aller Wechselfälle), die in einer unbeirrbaren Handlungs- also auch Bewegungsbereitschaft zum Ausdruck kommt.

Ausreichende Bewegung, gesunder Stoffwechsel und ein ausgeglichenes Gemüt fördern einen gesunden Muskeltonus.

Krankheiten und Unfälle

Die Haltung kann durch direkten Einfluss (z. B. Unfall), aber auch durch Erkrankungen anderer Organe geschädigt werden.

Krankheiten und Unfälle sind in vielen Menschenleben nicht völlig vermeidbar und können auf verschiedene Weise die Haltung beeinflussen. Die Verletzung von Bändern, Muskeln oder Knochen im Bereich der Wirbelsäule, zum Beispiel bei einem Autounfall, ist sofort als Wirkfaktor für die Haltung erkennbar. Es gibt darüber hinaus auch Fernwirkungen von anderen Körperteilen, beispielsweise Fuß- oder Hüftkrankheiten, die zu schmerzmindernden, das kranke Glied entlastenden Schutzhaltungen der Wirbelsäule führen, was indes nach längerer Zeit bis zur Deformation der Knochen und Gelenke und Funktionsstörungen im Gleichgewichtssystem der Muskelkräfte führen kann. Ebenso sind eine ganze Anzahl von Muskel- und Knochenkrankheiten bekannt, die in aller Regel mit Funktionsstörungen im Stoffwechsel, an Funktionseinschränkungen und Schrumpfungen der Muskulatur, Auszehrung der Knochensubstanz oder an Versteifungen der Gelenke usw. erkennbar werden.
Solche Krankheiten verändern oft das Lebensgefühl der Betroffenen grundlegend. Manchmal wird aber die tragende Rolle der inneren Aufrichtung, der seelischen und geistigen Haltung von vielen, die an ihren Verletzungen und Funktionsausfällen so stark leiden, unterschätzt. In der Begegnung mit einem Kranken ist es wichtig, trotz seines Handicaps zur inneren Aufrichtung zu ermutigen und die Bewältigung zuzutrauen. Viele solcher positiven Reaktionen werden schließlich auch zu einer Verbesserung der sichtbaren Haltung des Kranken führen.

Ernährung und Gewicht

Dieser Baustein hat anatomische und physiologische Aspekte und man könnte ihn deswegen in beide Bausteingruppen eingliedern. Ich denke, dass für unser Thema die anatomische Bedeutung überwiegt.

Für einen dicken Menschen stellt eine gute Haltung auf die Dauer eine sehr große Anstrengung dar: der Bauch zieht nach vorne, jede Bewegung ist durch die großen, passiven, zu bewegenden Körpermassen mühsam, wird also schließlich vermieden, wodurch der allgemeine Muskeltonus sinkt – mit den erwähnten Folgen. Andererseits fehlen einer sehr dünnen Person die zur guten Haltung notwendigen Kräfte. Natürlich gibt es Ausnahmen von der Regel, den schnellen Dicken und den kräftigen Dünnen, die beide überraschend wirken. Ich glaube aber, dass es besser ist, der Überraschung die gesunde Mitte vorzuziehen.

In der Regel haben sowohl über- als auch untergewichtige Menschen Probleme mit ihrer Haltung.

Es gibt unzählige Ideen und „Gesundheits-Systeme", die vorgeben oder tatsächlich ermöglichen, diese Mitte zu erreichen und zu halten. Ob makrobiotisch, chinesisch, trennköstlich oder streng einmal im Jahr eine Woche lang fastend, ob „Bircher-Benner" oder auf spezielle Hefeflocken schwörend – alle diese Ideengebäude haben einen Teil der Wahrheit erkannt und setzen ihre Erkenntnisse mit hoffentlich besten Erfolgen um.

Ausgeglichenheit und damit automatisch äußere und innere gute Haltung entsteht auch im Bereich der Ernährung durch die angewandte Regel „Alles in Maßen".

Zustand des Bandapparates

Der Bandapparat – ein ganzer Baustein? Ja, weil die vor allem aus Kollagenfasern bestehenden Bänder neben den Knochen die wesentlichen Faktoren für die Festigkeit der Körperkonstruktion sind. Im Gegensatz zu den Knochen sind sie in sich leicht bieg- und verwindbar. Sie sind sehr reißfest und verbinden in idealer Weise Knochen und Muskeln, wobei sie – wie Seile – als Kraftüberträger dienen. Die Festigkeit und passende Länge dieser Bänder trägt entscheidend zu einer guten Haltung bei. Zu lange, ausgeleierte Bänder lassen den besten Muskeltonus unwirksam werden und zu kurze, z.B. vernarbte Bänder dehnen die Muskeln so sehr, dass deren optimale Kraftentfaltung behindert ist. Angerissene oder sonstwie ver-

Bänder wirken als Kraftüberträger zwischen Muskeln und Knochen.

Verkürzte oder ausgeleierte Bänder führen zu Schutzhaltungen und Bewegungseinschränkungen.

letzte Bänder sind nicht nur bei jeder entsprechenden Bewegung sehr schmerzhaft, sondern führen zu unausgeglichenen Schutzhaltungen und Bewegungseinschränkungen. Für den Zustand des Bandapparates ist neben ausreichender Bewegung (Forderungseffekt, siehe Tonus) die hinreichende Aufnahme und korrekte Verwertung von Kieselsäure durch den Stoffwechsel wichtig.

Skelettbau, ererbte oder erworbene Rückenform

Wenn eine ungünstige Rückenform ererbt wurde oder im Laufe von Jahrzehnten eine schwere Krankheit keine aufrechte Haltung (mehr) zulässt – was tun? Bewegung wird vielleicht etwas zur Besserung beitragen, aber wo Deformationen oder schwere Funktionsausfälle entstanden sind, wird sich auch die beste Krankengymnastik schwer tun. Es gibt ja auch viele Kinder, die mit körperlichen Missbildungen geboren sind. Ist dies Buch nicht für sie geschrieben? O doch!

Haltung wird nicht nur auf körperlicher Ebene ausgedrückt – auch die innere Haltung ist wichtig .

Haltung wird nicht nur auf der Körperebene ausgedrückt. Ich will die Wichtigkeit der inneren Haltung an einer Geschichte deutlich machen:

Der Vater von Felix Mendelssohn-Bartholdy, dem berühmten Komponisten, hieß Moses Mendelssohn. Er war schon als Junge sehr klug und gebildet, aber er hatte von Kind auf einen Buckel. Eines Tages war er als junger Mann bei einem reichen Hamburger Handelsherrn eingeladen und verliebte sich in dessen Tochter. Das hübsche Mädchen ekelte sich aber vor Moses Buckel, wandte sich ab und zog sich in ihr Zimmer zurück. Moses war traurig, weil er das Mädchen so sehr liebte.
Bevor er ging, überwand er alle Zweifel und Ängste und suchte das Mädchen in dessen Zimmer auf, um sich zu verabschieden. Er sagte : „Liebe, ich muss jetzt gehen, aber ich möchte dir noch

zuvor erzählen, weshalb ich einen solchen Buckel habe. Bevor ich geboren wurde, kam ich zum Herrn der Welt und besprach mein künftiges Leben. Dabei wurde mir offenbart, dass ich einst eine gute Frau heiraten werde, die aber durch einen hässlichen Buckel entstellt sei. Da sagte ich: ‚Lass mich den Buckel für sie tragen, denn sie soll gut und trotzdem schön durchs Leben gehen!' Diese Bitte wurde mir erfüllt."
Da blickte das Mädchen auf, sah zum ersten Mal recht aufmerksam in Moses' Gesicht, erkannte seine Liebe und Klugheit und wandte sich ihm zu. Später heirateten die beiden.

Zweite Bausteingruppe: Physiologische Ebene

Die Anatomie untersucht die Baupläne, die Physiologie beschreibt, wie und auf Grund welcher Prinzipien und Gesetze unsere Organe und Glieder funktionieren. Klar, dass unsere Körperhaltung, die ja zum größten Teil vom willkürlichen Nervensystem gesteuert und von der Skelettmuskulatur als ausführendem Organ bestimmt wird, auch von Physiologen untersucht wurde.

Wechselwirkung von Haltung und Atem

Fast jedes Ereignis in unserem Körper hat Fernwirkungen in diesem großen Beziehungsgeflecht. Die kleinen und großen Bewegungen der Glieder und des Rumpfes wirken nicht nur auf den ganzen Bewegungsapparat, sondern auch auf andere Körpervorgänge, z. B. den Blut- und Leberstoffwechsel, die Erregungsmuster im Hirn, die ihrerseits wieder emotionale Einstellungen beeinflussen und so weiter.

Haltung und Bewegung stehen in einem engen Beziehungsgeflecht mit vielen anderen Vorgängen in unserem Körper.

Die richtige Körperhaltung entlastet die Wirbelsäule und unterstützt die Atmung.

Ein Beispiel: Wenn wir das Becken nach vorne kippen, flacht sich die Krümmung der Lendenwirbelsäule ab, die Brustwirbelsäule wird rund, und die Schultern fallen nach vorn. Damit nimmt das Atemvolumen ab und die Atmung wird flacher. Die Atemfrequenz nimmt zwar geringfügig zu, aber wir nehmen trotzdem im Ganzen weniger Sauerstoff auf als zuvor, so dass auch im Blutkreislauf weniger Sauerstoff transportiert und dem Gehirn weniger O_2 angeboten wird. Dies kann zu Müdigkeit und Konzentrationsschwierigkeiten führen. Wenn wir dagegen das Becken und die Lendenwirbelsäule aufrichten, tritt der gegenteilige Effekt ein und wir können konzentrierter arbeiten. In welcher Haltung befinden Sie sich im Moment?

Unglücklicherweise wachsen wir aber mit vielen Stühlen, Sesseln, Sofas auf, die entweder eine durchhängende Lendenwirbelsäule oder eine vornübergebeugte Brustwirbelsäule oder sogar beides begünstigen. Eigentlich sollten wir schon als Kinder spüren und wissen, was uns gut tut und deshalb auch in der richtigen Auswahl und Benutzung der Sitzmöbel unterwiesen werden. Für richtiges Wachstum und dauerndes Wohlbefinden ist die Haltungserziehung meines Erachtens derart wichtig, dass ich diese Informationen in den Lehrplänen der Schulen schmerzlich vermisse (Vergleichen Sie hierzu das Kapitel „Was ist beim Sitzen zu beachten“, S. 104).

Längeres Sitzen sollte immer wieder mit Dehn- und Streckübungen unterbrochen werden.

Deshalb wirken als Ausgleich zum sitzenden Arbeiten ab und zu Dehn- und Streckübungen oder ein einfaches Räkeln im Oberkörper sehr gut. Viel von der „unkontrollierten Zappeligkeit“ unserer Kinder, so glaube ich, ist nichts anderes als natürliches Verlangen, die langen Sitzphasen mit falscher Haltung durch ausgleichende Bewegung erträglicher zu gestalten. Diese Versuche sollte man nicht mit Gewalt unterdrücken, sondern nutzen. Ein Weg dazu ist Bewusstmachung und Vorgabe des Lernzieles „rückenschonendes Sitzen“ mit gelegentlichen kontrollierten Streck- und Dehnübungen. In Japan und China wird seit einigen Jahren bereits regelmäßig in Schulen und Betrieben so vorgegangen, und die eingeschobenen vorgeschriebenen Bewegungsübungen wirken sich nachgewiesenermaßen gut auf die Arbeitsmotivation und -leistung aus.

Entgiftungsfunktionen und Stoffwechsellage

Jemand mit einer Nierenbeckenentzündung oder einer akuten Hepatitis wird ähnliche Schwierigkeiten haben, sich aufrecht und gut zu halten wie jemand mit einem Hexenschuss. Das hängt mit der Versorgung der Muskulatur mit Sauerstoff, Nahrung (ATP, Glucose, Vitaminen usw.) und dem Abtransport der Stoffwechselendprodukte zusammen. Alle diese Faktoren müssen reibungslos zusammenspielen, damit der betreffende Mensch die Kraft und das Bedürfnis spürt sich aufzurichten.

Bei vielen Krankheiten unterstützt das innere Bild vom gesunden Zustand den Prozess des Heilens.

Im Falle einer akuten, manchmal auch bei einer chronischen Krankheit, kann – zusätzlich zur medizinischen Behandlung – das innere Bild vom gesunden aufgerichteten Zustand helfen. Man muss sich nur ganz ruhig und längere Zeit und immer wieder, ohne jede (geistige) Gewaltanwendung, aber auch ohne Weinerlichkeit, sehr sanft, humorvoll, verzeihend und zärtlich darauf konzentrieren. Es gibt Untersuchungen, die zeigen, dass dadurch die Entgiftung und Gesundung unterstützt wird.

Körperhaltung durch Konditionieren

Beim konditionierenden Lernen wird ein beliebiger Sinnesreiz aus der Umwelt an einen anderen, gleichzeitigen Sinnesreiz gekoppelt, der eine bestimmte physiologische, meist unwillkürliche Reaktion hervorruft. Nach mehreren Erlebnissen dieser Gleichzeitigkeit wird der Zusammenhang gelernt, so kann schließlich schon der ursprünglich ganz unabhängige Sinnesreiz diese physiologische Reaktion hervorrufen. Ein Beispiel: Wenn man einem Hund seinen Fressnapf hinstellt und dabei einen bestimmten Ton erklingen lässt, so wird der Speichelfluss des Hundes – die physiologische Reaktion – schließlich allein schon bei Wahrnehmung dieses Tones zunehmen, unabhängig davon, ob der Fressnapf vorhanden ist oder nicht. Bei erschreckenden, angsterzeugenden Erlebnissen genügt manchmal

Ein Beispiel für Lernen durch Konditionieren ist der Pawlowsche Reflex.

schon eine einzige zeitliche Koppelung von Erlebnis und Schreck, um die physiologische Reaktion hervorzurufen.

Auch in Bezug auf die Körperhaltung kann man sich ähnliche Zusammenhänge leicht vorstellen, dass also an eine bestimmte Situation eine bestimmte Körperhaltung und deren physiologische Begleiterscheinungen gekoppelt werden, obwohl diese Haltung vielleicht ursprünglich gar nichts mit der Situation zu tun hatte. Dieser Mechanismus könnte sowohl im positiven als auch im negativen Fall wirksam sein.

Die Körperhaltung ist oft an bestimmte Umgebungsreize gebunden.

Ein negatives Beispiel: Ein Kind findet in seiner Schulklasse orthopädisch ungünstige Schulmöbel vor, die eine bestimmte gebeugte Rückenhaltung nahelegen und die es an eine Aufmerksamkeitshaltung beim Schreiben knüpft. Seine Eltern haben ihm einen teuren ergonomischen Bürostuhl zum Hausaufgaben machen gekauft und trotzdem sitzt es auch darauf gebeugt, wenn es aufmerksam schreiben soll.

Ein positives Beispiel: Unsere Tochter bekam beim Klavierspielen eine aufrechte Haltung beigebracht. Wenn sie sich auf den Klavierstuhl setzt, nimmt sie automatisch diese aufrechte Haltung ein, auch wenn sie momentan gar nicht Klavier spielen will.

Wie kann man diesen Effekt der Bindung einer Körperhaltung an bestimmte Umgebungsreize in unserem Sinne nutzen?

Eine einfache Möglichkeit ist, Tätigkeiten, die Konzentration, Aufmerksamkeit und eine gerade Haltung erfordern, an dafür vorgesehene Orte zu verlegen. Die Hausaufgaben werden also nicht auf dem Sofa hingegossen oder im Bett liegend oder auf dem Fußboden hockend gemacht, sondern konsequent an einem dafür schön und funktionell gestalteten Arbeitsplatz! Dann stellt sich mit der Zeit bereits beim Aufsuchen dieses Raumes eine innere und äußere aufmerksame Arbeitshaltung ein. Das ist ein durch eine Wahrnehmung hervorgerufener konditionierter physiologischer Vorgang und ich finde ihn – so genutzt – sehr hilfreich.

Leiten Sie Kinder dazu an, ihre Aufgaben an entsprechend gestalteten Arbeitsplätzen zu machen.

Dies Lernen durch Konditionierung führt uns zur nächsten Bausteingruppe ...

Dritte Bausteingruppe: Kognitive Ebene

Wieder geht es um das Lernen. Wie eignen wir uns eigentlich unsere „normale" Rückenhaltung an? Wie kommt es, dass jemand sagen kann „Der steht da wie sein Vater!"?
Natürlich werden durch vererbte Knochenbauformen den Menschen bestimmte Bewegungs- und Haltungsmuster nahegelegt, darüber hinaus sind aber dafür auch mehrere Lernarten verantwortlich.

Körperhaltung durch Beobachtungslernen

Kinder lernen schon früh, sich an der Körperhaltung von Bezugspersonen zu orientieren.

Die wichtigste Lernart – bei Kindern besonders wirksam – scheint mir das Beobachtungslernen zu sein, bei dem ohne Worte, aber dafür ganztägig meist subtil die Haltungen des/der Nächsten zuerst als inneres Bild aufgenommen und in entsprechenden Situationen reproduziert werden. Eine Tänzerin erzählte mir einmal, dass ihr Sohn als kleines Kind oft bei ihren Proben – scheinbar ohne die Mutter viel zu beachten – in der Raumecke spielte. Als er von Freunden einmal um einen Tanz gebeten wurde, konnte er die Bewegungen der Mutter genau wiedergeben, obwohl er die Tänze nie geübt hatte.
Das Wissen darum, wie genau wir von unserem Nachwuchs kopiert werden, schiebt uns recht viel Verantwortung zu. Entsprechend wichtig ist, dass wir uns nicht „hängenlassen", weder in Bezug auf den Rücken noch auf andere Lebenseinstellungen.
„Vorbild" schlägt „Worte", das heißt, was wir auch immer unseren Kindern sprachlich einzutrichtern versuchen, wirkt weniger mächtig als unser wortloses schlichtes Vorbild. Deshalb sollten wir unsere Haltung selbstkritisch beobachten und selbst aufrecht sitzen, bevor wir unseren Kindern dazu Hinweise geben.
Aus diesem Grunde ist auch „gute Gesellschaft" für den, der sich auf Dauer gut halten will, sehr wichtig. Wir brauchen auch als Erwachsene noch Vorbilder. Tänzer, Sportler, Schwimmer laufen oft auch im Alltag aufrecht und nicht nur beim Training.

Machen Sie sich klar, dass Sie in Haltungsfragen eine Vorbildfunktion ausüben.

Wir müssen uns fragen:

- Wie schleiche ich selbst durch den Tag?
- Wie sitze ich?
- Welche Sitzmöbel bieten wir an, bzw. werden uns angeboten?
- Wie stehe ich?
- Wie hebe ich etwas hoch?
- Wie bücke ich mich, wenn ich mich auf Augenhöhe der Kinder begebe?
- ...

Erzieher/-innen und Lehrer/-innen, die täglich von vielen jungen Augen beobachtet werden, sollten sich dieser Modellwirkung besonders bewusst sein. Wenn wir im Äußeren aufgerichtet sind, richten wir uns auch innerlich auf und haben damit eine größere Ausstrahlungs- und Durchsetzungskraft.
Wir können das Modelllernen auch durch gute Bilder unterstützen, z.B. indem wir an Wände, auf die wir oft blicken, ein Foto oder Bild einer aufrechten Person hängen, einer indischen oder afrikanischen Wasserträgerin beispielsweise, die ihren Krug auf dem Kopf balanciert. Auch eine Fotokopie einer Skizze über richtige Haltung, wie Sie sie im Kapitel „Sechste Methode: Vor-Bilder“ finden, könnte an einem „strategisch wichtigen Punkt“ als Erinnerungshilfe dienen, also etwa im Bad beim Zähneputzplatz oder in der Küche.

Körperhaltung durch Lernen am Erfolg

Belohnen Sie erwünschtes Verhalten!

Lernen am Erfolg wird auch Verstärkungs-Lernen genannt und bedeutet, dass diejenigen Verhaltensweisen, die zu einem vom Handelnden positiv bewerteten Ergebnis führen mit größerer Wahrscheinlichkeit wieder auftreten. Umgekehrt werden Handlungen vermieden, für die erfahrungsgemäß ein negatives Ergebnis zu erwarten steht. Ganz einfach! Für den Erzieher bedeutet dies aber, dass er das erwünschte Verhalten belohnen und das unerwünschte unangenehm machen muss, und zwar ohne zu verwöhnen oder zu überfordern. Manche Handlungen verstärken sich einfach aus sich selbst heraus, weil die Durchführung Spaß macht.

Handlungen, die Spaß machen, verstärken sich meist aus sich selbst heraus.

Die Bewegung beim Tanzen bereitet vielen Menschen Freude, ebenso wie das lockere, befreite Gefühl danach. Die Erfolgserlebnisse und guten Gefühle müssen natürlich mit Anstrengung, mit Schweißperlen, Konzentration oder Zivilcourage erkauft werden. Die erlebte Freude wird aber von vielen Menschen viel höher bewertet als die Mühe.

Im sozialen Kontext werden Handlungen oft zusätzlich durch Anerkennung, lobende Worte oder Blicke positiv verstärkt oder durch abfällige Worte, Auslachen, Ignorieren, Missachtung abgewertet und damit negativ verstärkt. Ein tanzendes Mädchen, das hört: „Schau, wie schön sie tanzt!“ wird ermutigt, weiterhin zu üben und damit seine Tanzfähigkeiten zu vervollkommnen. Es entsteht ein Kreislauf der Verstärkung mit positiver Rückkoppelung: Lob erzeugt über Vervollkommnung weiteres Lob. Ein solches Phänomen nennt man auch „Engelskreis“.

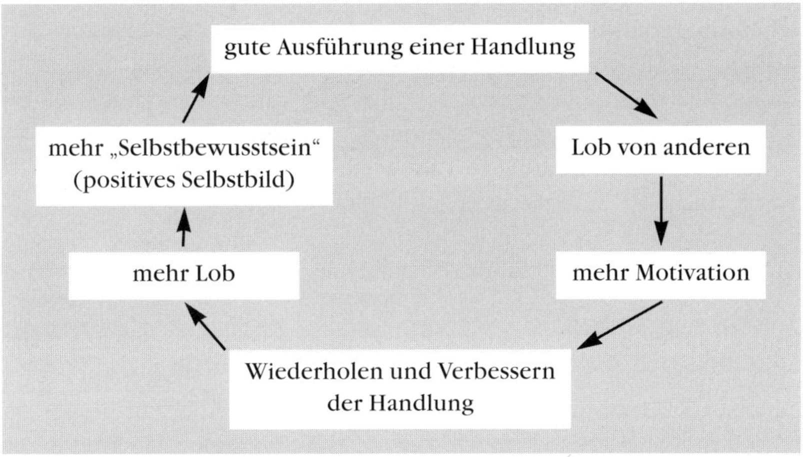

Engelskreis mit positiver Rückkoppelung

Aber es gibt auch „Teufelskreise“ mit negativer Verstärkung. Wenn das Mädchen beim Tanzen zum Beispiel öfter stolpert und dann jedesmal ausgelacht wird, kann ihm die Lust aufs Tanzen ganz vergehen.

Teufelskreis mit negativer Verstärkung

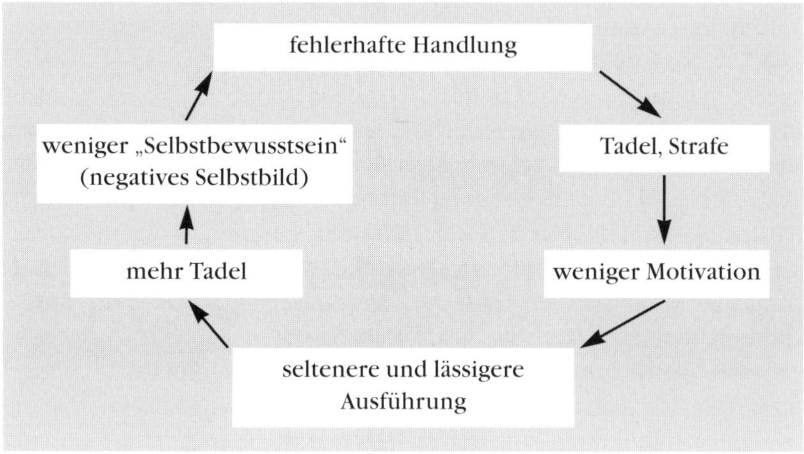

Natürlich gibt es immer die Möglichkeit, zu sich selbst oder als Zuschauer zu sagen „Macht nichts, steh einfach wieder auf und tanz weiter!“ Das erfordert aber manchmal schon eine ganze Menge Standfestigkeit gegen den inneren Feind Verzweiflung bzw. Schadenfreude, und wir müssen erst (wieder) lernen, uns selbst wie den anderen einfach und schnell zu verzeihen. Wenn eine(r) stark genug ist, den Tadel stets als Ansporn dienen zu lassen, ohne Trotz, aber mit innerer Kraft zu sagen: „Nun erst recht! Das schaffe ich, und ich mache es gut!“, das ist schon sehr bemerkenswert, setzt aber meist voraus, dass die Hoffnung auf irgendeine Belohnung zum endlichen Gelingen beiträgt. Am unabhängigsten sind Menschen, die nicht viel Belohnung brauchen, sondern einfach von innen heraus das Richtige tun und sich dabei von äußeren Einflüssen weder herausfordern noch entmutigen lassen.
Die meisten Menschen wollen lernen: Selbstlob oder Selbstbestrafung wird in unseren inneren Selbstgesprächen bewusst – und wirkt auf unsere Motivation „Das ist mir wirklich gut gelungen! Gleich nochmal!“ oder „Schief gegangen! Was bin ich doch für ein Esel! Jetzt hab ich aber keine Lust mehr!“ Ich denke, solche Selbstbewertungen kennen wir alle und wir müssen prüfen, ob sie hilfreich für unsere Handlungen und Haltungen sind.

Wie sieht das nun in Bezug auf die Körperhaltung aus?

Das Verzwickte daran ist, dass die Haltung etwas Statisches, also Stilles, Unauffälliges ist. Erzieher und Eltern kommen deshalb nicht ohne weiteres auf die Idee, einfach mal so zu loben: „Du sitzt aber heute schön gerade!" Man nimmt die Leistung als ganz selbstverständlich, und übersieht sie schließlich. Den negativen Fall „Lümmel nicht so rum!" bekommen die Jugendlichen wohl eher zu hören, aber auch dann meistens erst, wenn die falsche Krümmung der Wirbelsäule unübersehbar geworden, also wenn es für unkomplizierte Haltungskorrekturen schon fast zu spät ist. Bis sich Schmerzen melden, die der Körper als - vorletztes - Warnsignal kundtut, können Jahre oder Jahrzehnte vergehen. Dann kommt zwar die feste Motivation zur Haltungsänderung, aber aus der Haltungsschwäche ist schon längst ein verfestigter Haltungsschaden geworden. Was kann man dann noch tun?

Die richtige Körperhaltung ist Eltern und Erziehern meist nicht bewusst; so können sich Haltungsschäden manifestieren, bis es für Korrekturen zu spät ist.

Diese Entwicklung ist vermeidbar! Eltern, Erzieher und Kinder können durch gegebenes und angenommenes positives Vorbild und durch Bewusstheit schon früh die Weichen anders stellen. Wenn wir Erwachsenen uns unserer Haltung bewusst sind und auch in schwierigen Lebenssituationen diese gute Haltung innen und außen bewahren, dann ist es leicht, die Kinder - aller Unscheinbarkeit des Problems zum Trotz - in der aufrechten Körperhaltung zu bestärken, zu loben und auch mal anerkennend über einen geraden Rücken streichen.

Auf der anderen Seite besteht dann auch keine Notwendigkeit, einen „Lümmler" durch harsche Kritik zu entmutigen oder zum Widerstand anzustacheln. Ein paar Hinweise genügen, die wesentliche, stille Arbeit leistet das Lernen am Vorbild.

Bestärken Sie Ihr Kind in seiner aufrechten Körperhaltung.

Für unser Unterbewusstes, das sein Einverständnis zu allen uns betreffenden Änderungen geben muss, ist übrigens viel eindrucksvoller, wenn wir hören „Richte dich auf!" statt „Sitz nicht so krumm!" Das positiv formulierte Ziel lässt sich leichter ansteuern.

Körperhaltung durch „Lernen durch Einsicht“

Lernen durch Einsicht ist eine zusätzliche Verstärkung zu anderen Lernwegen.

Lernen durch Einsicht, hat das Sinn bei Kindern? Als einzige Lernmotivation wäre die Einsicht bei vielen Kindern ein wenig dünn und wackelig, aber als zusätzliche Verstärkung zu den anderen Lernwegen kann sie sehr hilfreich sein. Bei unseren Kindern konnte ich beobachten, wie schon in frühen Jahren die Eigenlenkung und die Fremdlenkung bei der gesunden Sozialisation eines Menschen zusammenwirken (müssen). Selbst ein Kleinkind kann manchen Anweisungen besser folgen, wenn es versteht, wozu gut ist, was es tun oder lassen soll.

In Gefahrensituationen müssen Kinder auch mal „blind gehorchen“ können, weil ihr kognitiver Hintergrund zum Verstehen noch nicht ausreicht oder schnelles Handeln erforderlich ist. Wenn ein Kind vor einem fahrenden Auto auf die Straße rennt, muss es auf den Ruf „Vorsicht, Auto!“ bereits umkehren und nicht erst Erklärungen verlangen, das ist ja klar!

Beim Thema Körperhaltung, können wir uns viel mehr Zeit für Gespräche und Begründungen nehmen. Meiner Erfahrung nach spielt dabei ein günstig gewählter Zeitpunkt, zu dem sich die Gesprächspartner entspannt und offen austauschen, eine ebenso große Rolle wie die Anschaulichkeit der Erklärungen. In solchen Fällen arbeite ich am liebsten mit Schaubildern aus Büchern oder Zeitschriften. Das Wissen um die Funktion und Passgenauigkeit der „Einzelteile“ in uns führt (nicht nur) die Kinder immer wieder zum Staunen und daraus wächst, manchmal fast ohne Mühe, eine achtungsvolle Haltung gegenüber allen inneren Organen, den Körperteilen und deren Pflege (s. erste Bausteingruppe).

Machen Sie Ihrem Kind die Problematik durch Bilder oder Modelle klar.

Also keine Anatomievorträge! Ich wähle Worte auf dem Niveau des Kindes, veranschaulicht mit Bildern oder Puppenmodellen. Ein Biegepüppchen oder auch eine pantomimische Darstellung kann die unterschiedliche Wirkung eines starken oder schwachen Rückens auf unser Leben wunderbar illustrieren. Die gewünschte Wirkung ist erreicht, wenn das Kind in Papas Zimmer kommt und den Vater ermahnt: „Papa, du sitzt ja ganz krumm da, dann kannst du gar nicht gut atmen." Das ist überall dort, wo die Beziehung zum Vater halbwegs gesund ist, keine altkluge Anmaßung, sondern das Kind zeigt, dass es sich mit dem Thema beschäftigt, aufmerksam seine Umwelt beobachtet und seine Liebe für die Eltern durch sein „Aufmerksam-Machen" auf einen Missstand ausdrücken will. Eine gute Reaktion des Erwachsenen wäre dann: „Danke für den Hinweis!" - und sich gerade hinsetzen! Das Kind kann dann später einen der häufigen elterlichen Winke dankbar und leicht befolgen (Lernen am Vorbild). Ich denke, die Gefahr, dass die Kinder sich durch diese Bewusstmachungen eine unnatürliche, steife Körperhaltung angewöhnen, bleibt solange klein, wie die Erwachsenen - sichtlich mit Spaß - locker bleiben.

Vierte Bausteingruppe: Emotionale Ebene

Im Abschnitt über die Ganzheitlichkeit habe ich schon über die Körper-Seele-Wechselwirkung geschrieben. Das Thema möchte ich nochmals aufgreifen und zwar unter dem Aspekt unserer Motivationen und Möglichkeiten zum Handeln.

Selbstvertrauen und Selbstständigkeit

Stärken Sie das Selbstvertrauen Ihrer Kinder, wo immer dies möglich ist.

(Hoch-)Begabungen bei Kindern sind nicht so selten, wie viele Leute glauben. In unserer Welt diese Begabungen aber in einen charakterlich einwandfreien, sozial verträglichen und womöglich lebenslangen Erfolg umzumünzen, das ist nicht so einfach. Da der Erfolg Jahre zum Wachsen braucht, ist neben Geschick und Ausdauer eine innere Haltung unverzichtbar: Selbstvertrauen, Vertrauen in etwas, das noch keine Gelegenheit hatte, sich ganz zu zeigen, in etwas zumindest teilweise im Innern des Menschen Verborgenes. Erst dieses - immer ein wenig blinde - Vertrauen macht, im Zusammenspiel mit der durch Erfahrungen gewonnenen realistischen Selbsteinschätzung, Entscheidungen möglich, die wirklich neue

Türen im Leben eines Menschen öffnen. Geht eine(r) durch eine solche offene Tür, dann erprobt er oder sie sich selbst, erkundet was angelegt ist.

Interessanterweise kann man die Beschaffenheit des Selbstvertrauens oft lange vor dem Erfolg (oder Misserfolg) an der Körperhaltung ablesen. Im schon bekannten Umkehrschluss wage ich daher die These: eine gute Körperhaltung wirkt auch stärkend auf das Selbstvertrauen.

Eine gute Körperhaltung wirkt auch stärkend auf das Selbstvertrauen.

Ich meine, man kann beobachten, wie Selbstvertrauen in zweierlei Weise in den Menschen wächst und wirkt: leistungsabhängig und leistungsunabhängig, so wie Erich Fromm auch die bedingte und die unbedingte Liebe unterscheidet. Natürlich sollen wir unsere Kinder loben, wenn ihnen etwas gut gelingt, aber sehr maßvoll. Bei allzu starker Betonung des leistungsabhängigen Lobes liegt den Kindern sehr nahe zu folgern: „Gelingen und Lob (und damit Zuwendung) hängen offenbar zusammen!" Und da sie nicht Logik studiert haben und nicht wissen, dass Umkehrschlüsse nicht immer korrekte Ergebnisse zeitigen, vermuten sie dann: „Erst das Lob macht das Gelingen!" und dann sitzen wir Erzieher in der Patsche. Denn die Wirkung auf die Entwicklung des Selbstvertrauens ist schlimm! Wer will denn noch etwas wagen und sich erproben, wenn vor allem das äußere Lob und die damit verbundene Zuwendung das Gelingen zu bedingen scheint, nicht aber Mut, Geschick und Offenheit für das Neue von innen? Deshalb ist es besser, wenn unsere Kinder nicht denken, dass die Zuneigung der Erwachsenen von ihren geglückten Leistungen abhängig sei. Auch da spiegelt die Haltung die inneren Vorgänge: immer wieder sieht man Jungen und Mädchen, die unter dem Druck des „Gut-sein-Müssens" leiden und regelrecht gebeugt daher schlurfen, weil sie von der Angst bedrückt werden: „Haben mich meine Eltern auch noch lieb, wenn ich im Diktat viele Fehler mache?"

Zeigen Sie Ihrem Kind, dass Sie es lieben und dass irgendein Versagen daran nichts ändern kann.

Man sollte also in jedem Fall klarstellen, dass die Liebe zwischen Eltern und Kindern und im idealen Fall auch zwischen Erziehern und „jungen Klienten" viel zu grundlegend ist, als dass (beiderseitig) irgendeine Leistung oder irgendein Versagen etwas daran ändern könnten. Sobald den Kindern die Unbedingtheit der sie tragenden Liebe klar wird, verschwinden klammheimlich die falschen Schlüsse, das Schlurfen, die müden Gesichter, das Ungute am Leistungsstreben. Die Kinder werden sich dieser Wahrnehmung sicher, wenn sie auch während Konfliktsituationen neben möglicherweise notwendiger Festigkeit wirklich Güte und Verständnis spüren. Hier wird deutlich, dass auch die Erzieher einer Versuchung ausgesetzt sind: die Motivierung ihrer Zöglinge mittels Androhung von Liebesentzug. Diese Methode ist sehr fragwürdig. Man braucht bloß zu beobachten, welche Mühen und Ungerechtigkeiten Kinder oft bereit sind auf sich zu nehmen, „nur" um sich die Zuneigung der Eltern zu erhalten. Viel fairer und auch auf die Dauer tragfähiger ist, immer wieder auch schon mit kleineren Kindern auf das klärende, problem- bzw. sachbezogene Gespräch hinzuarbeiten.

„Liebesentzug" ist als Erziehungsmethode fehl am Platz. Ihr Kind muss sich Ihrer Zuneigung sicher sein können.

Genausowenig wie Selbstvertrauen allein auf gelungene Leistungen gebaut werden sollte, darf es sich aus Besitzempfindungen nähren. Kinder neigen manchmal dazu, den Spielkameraden besonders toll zu finden, der besonders faszinierendes oder einfach unbekanntes Spielzeug hat. Dann liegt der Schluss nahe „Ich mag den anderen, *weil* er/sie tolles Spielzeug hat!" – und gleichberechtigt: „Die anderen mögen mich, *wenn* (schließlich weil) ich tolles Spielzeug habe." Was aber, wenn ein Kind keine reichen Eltern hat, die jeden Monat eine Kiste mit dem neuesten Spielzeug anschleppen?

Selbstvertrauen darf sich nicht auf „Besitz" oder „Macht" gründen.

Warum zeigen wir unseren Kindern nicht deutlicher, was uns die Liebe zwischen ihnen und uns bedeutet? Einfach so – mit unserer Herzenswärme. „Du bist mir als Person wertvoll, egal ob mit oder ohne attraktivem Spielzeug, ob mit oder ohne Leistung" usw. Das hieße den gedanklichen Abhängigkeiten bis hin zum Prestige-Denken der Erwachsenen endlich die Wurzeln ausreißen ... gar nicht erst wachsen lassen, was wir uns sowieso nicht mehr leisten können. In der modernen Industriegesellschaft haben viele Menschen an scheinbar gar nicht besonders machtvollen Arbeitsplätzen Möglichkeiten, auf das Leben von Millionen von Menschen dramatisch Einfluss zu nehmen (Tschernobyl, Contergan-Skandal usw.). Wir brauchen deshalb ausgeglichene, in erster Linie charakterstarke, erst in zweiter Linie leistungsstarke Menschen, die auch in kritischen Situationen keine Angst, keine innere Enge haben, sondern im Vertrauen auf die innere Kraft die richtigen Entscheidungen finden und umsetzen.

Überängstliche Eltern hemmen die Entwicklung ihres Kindes.

Deshalb ist die Bestätigung des Richtigen, die Korrektur des Falschen sehr wünschenswert, aber ohne die Verbiegungen durch schon früh angelegte Ängste und andere negative Emotionen, unter denen so viele Kinder und auch Erwachsene leiden!

Selbstvertrauen entsteht auch, wenn andere uns etwas zutrauen ... Wenn aber die Eltern oder Erzieher allzu behütend vieles bremsen – „Lass lieber die Finger davon. Das kannst du doch nicht" – sei es auch aus Liebe und Fürsorge, wie kann sich dann ein gesundes Selbstvertrauen entwickeln?

Erziehen Sie Ihr Kind zur Selbstständigkeit.

Selbstvertrauen ist eng mit der Erziehung zur Selbstständigkeit verbunden. Selbst-ständig ist ein Wort, das sehr anschaulich die entsprechende Körperhaltung beschreibt und bedeutet: fähig, selbst zu stehen, also ohne sich anzulehnen oder umzukippen. Ein wichtiges Erziehungsziel ist also, dass ein Mensch lernt seine Rolle kraftvoll zu spielen, als Mann oder als Frau ganz aufrecht zu stehen. Das setzt Risikobereitschaft voraus, sowohl von Seiten der Erziehenden als auch von Seiten des Kindes. Selbstvertrauen in die eigenen Fähigkeiten erwächst oft gerade aus den „Mut-Situationen", in denen wir uns zu etwas überwinden müssen, in denen wir uns an unsere Fähigkeitsgrenzen heranwagen und die Sache bewältigen oder gar meistern. Kinder brauchen also von uns Erwachsenen einen wohldosierten Freiraum, um sich zu erproben, auch wenn wir Erwachsenen dabei vielleicht innerlich zittern. Andererseits darf auch nicht zu viel Spielraum gewährt werden, weil sonst die Gefahren zu groß werden können. Wie bei anderen Lebensbereichen scheint mir auch hier der Mittelweg am besten.

Fröhlichkeit und positives Denken

Die beständige Heiterkeit ist in dieser Welt den Werbe-Babys und den Heiligen vorbehalten. Für ein normales Kind ist wichtig, dass es die gesamte Gefühlspalette erfährt und den jeweiligen Lebenssituationen korrekt zuzuordnen lernt.
Wie man bei pantomimischen Spielen deutlich erkennen kann, ist jedes Gefühl nicht nur mit einem bestimmten Gesichtsausdruck verbunden, sondern auch mit einem charakteristischen Körperausdruck:

Angst

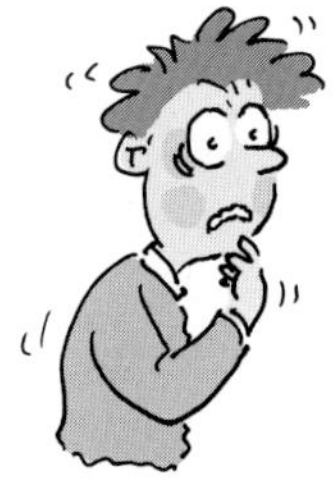

- hochgezogene Schultern
- hoher Muskeltonus
- Arme eng am Körper an der empfindlichen Körpervorderseite zum Schutz
- Enge im Brustraum
- Muskelpanzer im Rücken gegen Gefahren von hinten
- Füße eng beieinander, um sich klein zu machen und wenig aufzufallen
- eventuell nach hinten ausweichende Körperhaltung

Trauer

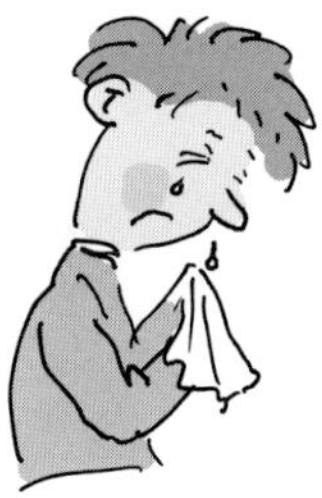

- niedriger Muskeltonus
- eingesunkener Brustkorb
- Arme eng am Körper
- gebeugter Oberkörper
- Füße eng beieinander
- Blick nach unten

Wut

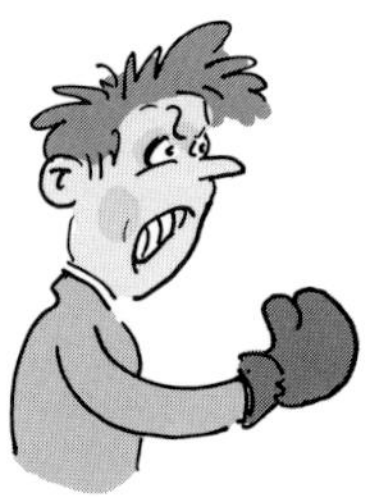

- hoher Muskeltonus
- aufgeblähter Brustkorb
- Arme weit von der Körpermitte weg, sich Raum nehmend, eventuell zum Angriff nach vorn gewandt

- vorgebeugter oder aufrechter Oberkörper
- Füße weit auseinander, um stabil zu stehen und sich Raum zu nehmen
- starrer Blick nach vorn

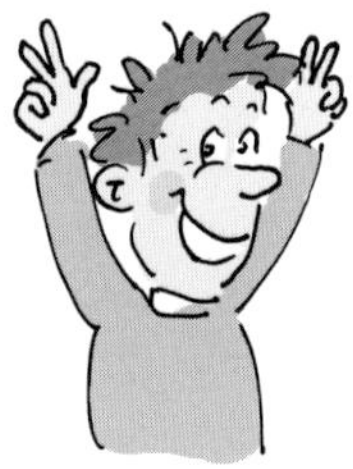

Freude

- hoher Muskeltonus
- aufgerichteter Brustkorb
- sich Raum nehmend mit Armen und Beinen
- beweglicher Körper
- aufrechte Körperhaltung
- beweglicher Blick

usw.

Freude, Lachen, Fröhlichkeit sind in der Regel immer mit einer aufrechten Körperhaltung verbunden.

Trotz dieser sinnvollen Vielfalt liegt uns daran, dass unsere Kinder im Ganzen fröhlich aufwachsen und die Geschenke des Lebens mit leuchtenden Augen annehmen können. Das mag in unseren transpersonalen Anteilen begründet sein. Das Gefühl der Freude ist mit der aufrechten Körperhaltung in besonderer Weise verbunden, denn darin drückt sich Leichtigkeit und Klarheit aus. Wenn wir uns also ab und zu bewusst Zeit nehmen, um mit den Kindern zu lachen, fröhlich und ausgelassen zu sein, Quatsch zu machen – einfach als Ausgleich der täglichen Beschwernisse, Terminnöte, Pflichtübungen und Sorgen –, so würde das auch zugleich für die gute Körperhaltung der Kinder sorgen. Fröhlichkeit steht auf keinem Schul-Lehrplan, und es besteht wohl die Vorstellung, man müsse nichts dafür tun, weil die Kinder von Natur aus fröhlich seien. Das trifft hoffentlich auch oft zu, aber wir müssen ihnen den Freiraum, die Luft geben, damit sie diese Unbeschwertheit auch an sich selbst erleben und versprühen können. Stattdessen kommt so oft: „Sei still, kannst du nicht mal ernst sein?!" Immer wieder begegnen mir Kinder, die für ihr Alter viel zu erwachsen oder gar traurig sind – das ist kein gutes Zeichen für die Lebensbedingungen in unserer Gesellschaft.

Frohsinn hat seine Wurzeln im positiven Denken. Und das bedeutet nicht, dass man alle Wahrnehmungen ins Positive umdeutet – das wäre die „rosa Brille“, über deren Sinn und Nutzen man sehr geteilter Meinung sein kann. Mir geht es erstmal darum, das Schöne und Wahre, Begeisternde zu würdigen, das auch in unserem Alltag für den, der recht hinschaut, überall neben den Schwierigkeiten und dunklen Aspekten wahrnehmbar ist. Alle Dinge haben ein Für und Wider, ein Pro und Contra, eine Kehrseite der Medaille, und es geht darum, beide Seiten zu entdecken. Wir sind oft freier als wir glauben: zu wählen, welche Seiten einer Angelegenheit von unserer Wahrnehmung besonders „angestrahlt“ oder „ausgeleuchtet“ werden. Positiv denken bedeutet, die besondere Aufmerksamkeit auf die wertvollen Seiten einer Sache zu legen, durchaus im Gewahrsein, dass dies meist nicht die einzige Seite ist.

Frohsinn hat seine Wurzeln im positiven Denken.

Das setzt das Bewusstsein voraus, dass unsere Schicksale und Lebensweisen besonders in den Familien eng verflochten sind und dass wir deshalb meist, wenn wir für alle die beste Lösung suchen, auch für uns selbst den größten Gewinn erzielen. Außerdem brauchen wir dazu auch Vertrauen in die Zukunft, denn manches, das zunächst unbequem, mühsam oder schmerzhaft erscheint, erweist sich erst viel später als wertvoll und tragfähig.

Da hat sich beispielsweise jemand verlaufen, so kann er/sie – bei demselben objektiven Sachverhalt – doch ganz verschieden auf diese Herausforderung reagieren: „Wie dumm, so eine Zeit- und Kraftverschwendung!“ oder „Auf diese Weise lerne ich gleich diese mir bisher unbekannte Gegend kennen, vielleicht kann ich das später einmal gebrauchen!“ Klar, dass diese beiden Reaktionsweisen auf unterschiedlichen Lebenseinstellungen fußen und damit verbunden die Menschen mit unterschiedlicher Körperhaltung ihren Weg suchen. Solche mehr oder weniger offenen Herangehensweisen an die Schwierigkeiten des Lebens vermitteln wir Erzieher vermutlich zu großen Anteilen über unser gelebtes Vorbild, wie im Kapitel über das Beobachtungslernen dargestellt wurde. Wenn wir also wünschen, dass unsere Kinder aufrecht durch das Leben gehen, können

Durch Ihr Vorbild vermitteln Sie Ihren Kindern eine positive Lebenseinstellung.

wir das durch unsere eigene positive Lebenseinstellung kräftig unterstützen.

Fünfte Bausteingruppe: Soziale Ebene

Gegenseitiges Vertrauen

Gegenseitiges Vertrauen zwischen Erwachsenen und Kindern richtet auf.

Wenn ein Kind geboren wird, ist es zunächst in Bezug auf die Versorgung von außen ganz von seinen Eltern abhängig – Nahrung, Zuwendung, Entsorgung der Ausscheidungen, Pflege ... – es könnte ohne diese Hilfen wohl kaum überleben. Diese Abhängigkeit verringert sich normalerweise nach und nach beim Durchschreiten des Lebensbogens, aber gerade auf dem emotionalen Sektor sind in unserem Zeitalter viele Kinder noch lange an ihre Erzieher gebunden, manchmal bis ins Erwachsenenalter hinein, und durch diese lange Bindung wird ihre Abhängigkeit zum Selbstbild geprägt. Das ist der Entwicklung der Persönlichkeiten und der Fähigkeit, leichtfüßig in neue Lebensstadien zu wechseln, nicht gerade förderlich. Ideal ist, wenn Eltern und Pädagogen viel Vertrauen in ihre Kinder setzen, viel zulassen, ohne zu vernachlässigen und vor allem zu Dritten stets gut und anerkennend über ihre Kinder sprechen – ohne dabei zu lügen, selbst wenn es objektiv etwas zu bemängeln gäbe.
Umgekehrt ist auch von großer Bedeutung, dass unsere Kinder in uns Vertrauen haben können, nicht nur, dass sie auf uns bauen können, dass wir sie materiell und ideell gut versorgen und ernähren, sondern vor allem auch, dass wir unsere Versprechen halten: Diese Übereinstimmung von Wort und Tat ist essentiell – auch wenn sie im Alltag nicht leicht praktizierbar ist –, weil sich in ihr unsere Selbstachtung und unsere Wachheit ausdrücken. Wie oft rutscht einem Erzieher heraus: „Deinen Wunsch erfülle ich dir später!" Das schafft schnell Ruhe vor dem Verlangen des Kindes, und dann vergessen wir dieses „Später". Diese kleinen Vertrauensbrüche sind zwar einzeln für die Kinder verkraftbar, aber gehäuft können sie doch ein Kind auch körperlich bedrücken. Die Botschaft lautet nämlich: „Ich

nehme mich und dich nicht ernst. Du kannst Dich nicht auf mich verlassen – und ich erwarte auch nicht, dass ich mich auf dich verlassen kann!“ Eine solche Botschaft entzieht der Beziehung zwischen zwei Menschen, die von ihrer Lebenssituation her aufeinander angewiesen sind, den Boden unter den Füßen, erzeugt Unsicherheit, schließlich Angst, die beugt ... Nicht umsonst sind die Worte „aufrichtig“ und „aufrecht“ so ähnlich.

Zustimmung und Ablehnung durch die soziale Umgebung

„Mobbing“ war in den letzten Jahren ein viel zitiertes neuhochdeutsches Wort und meint: Einigkeit einer Gruppe gegen einen als Außenseiter empfundenen Einzelnen. Die dabei angewendeten Mittel reichen von verächtlichen Bemerkungen über Denunziation bis zur handfesten Sabotage. Leider gibt es dieses Fehlverhalten auch schon in vielen Schulen. Auch wenn sich die Gruppe dabei umso fester zusammenschließen kann und das Wir-Gefühl gestärkt wird, wirft der Ausdruck von Zerstörungswillen und Nicht-Achtung eines menschlichen Wesens die Frage nach einer besseren Lösung des Gruppenproblems auf, denn weder die Gruppe noch der Außenseiter können sich bei einer so unfairen Gesamtsituation wirklich aufrichten – weder innen noch außen.

Mobbing gibt es nicht nur im Berufsleben; es tritt auch an Schulen immer häufiger auf.

Das andere Extrem, dass nämlich eine Führerpersönlichkeit von einer Gruppe hochgelobt wird und sich deshalb vor Stolz so aufbläst, dass die Knöpfe an der Weste abplatzen, kommt unter Kindern seltener vor. Erzieher/-innen, die mit eigenen Minderwertigkeitsgefühlen zu kämpfen haben, können aber schon mal versucht sein, Kindern gegenüber den Superman/-frau zu spielen. In diesem Fall kann es ebenfalls nicht zu einer klaren Aufrichtung der Beteiligten kommen: es fehlt die Lockerheit, die leichte und ehrliche Beweglichkeit, die aus der beiderseitigen Gelassenheit erwachsen würde.
Es liegt auf der Hand, dass beide Szenarien nicht gesund sind und der Heilung und also der Liebe der Umgebung bedürfen. Dort, wo die Beziehungen der Menschen von Wohlwollen und Gelassenheit

bestimmt sind, ist gut sein und dort ist es auch leicht, sich im Außen aufrecht zu halten. Diese beiden sozial-wirksamen inneren Haltungen des Menschen erfahren Unterstützung aus der transpersonalen Ebene, und werden bewusster, wenn sich der Mensch der Kraft der Liebe zuwendet, ob im kirchlichen oder im kirchenfreien Raum, ist in diesem Zusammenhang nicht entscheidend.

Sechste Bausteingruppe: Transpersonale Ebene

Hat also das, was über unsere Existenz als Menschen hinausgeht, was uns wohl nur über das Vermuten, Vertrauen, Hoffen, Glauben, schließlich Beten erschließbar ist, mit unserer Körperhaltung zu tun?

Halt durch Glauben

Es gibt sehr viel Unerklärliches auf der Welt, für Kinder noch viel mehr als für Erwachsene: „Warum ist unser Nachbar behindert und ich nicht? Warum gibt es Kriege und Verbrechen? Warum sind manche Menschen sehr arm?“ und so weiter.

Hinter seinen Erfahrungen und Handlungen einen Sinn zu entdecken ist ein Grundbedürfnis des Menschen.

Diese Fragen sind auch für hochintelligente Wissenschaftler nicht sicher zu beantworten. Man kann ja in den Medien leicht verfolgen, wie vorherrschende Theorien angesichts neuer Erkenntnisse immer wieder modifiziert werden müssen und zuweilen ganz in umfassenderen Sichtweisen aufgehen. Die Zusammenhänge der Wirkfaktoren dieser Welt sind derart vielfältig und zudem so vielfach vernetzt, dass eine globale, zugleich alle Erfahrungsebenen erklärende Theorie wohl schlechthin nicht überschaubar wäre. Andererseits braucht der Mensch die Erfahrung und den Trost des Sinns seiner Erfahrungen und Handlungen als menschliches Grundbedürfnis. Viele Beispiele zeigen, dass ein trauernder oder verzweifelnder Mensch eine Kräftigung, ja manchmal sogar Heilung erfährt, wenn er einen Sinn in dem finden kann, was ihm widerfahren ist.

Aber was heißt hier Sinn? Logischer Zusammenhang, starkes Gefühl, klare Erfahrbarkeit? Die wirksamen Faktoren bleiben – bei näherem Hinsehen – trotz aller Versuche zu verstehen weitgehend undurchschaubar, bestenfalls erscheinen im Laufe der Zeit bruchstückhaft subjektiv passende Interpretionsstücke. Bei all dieser Beschränktheit der Erkenntnis und Erfahrbarkeit kommt merkwürdigerweise immer wieder in vielen Menschen die Idee eines universellen Zusammenhanges ins Bewusstsein.

Die Idee eines universellen Zusammenhangs ist – trotz aller Beschränktheit der Erkenntnis – vielen Menschen bewusst.

Dieser universelle Sinn-Zusammenhang muss wohl übermenschlich sein. So wie ich es verstehe, repräsentiert er den „roten Faden" des Weltgeschicks und zugleich aller vernetzten Einzelschicksale und muss deshalb zu Recht als Schöpfer, aber auch als Erhalter und Zerstörer in dem Einen erahnt und bezeichnet werden.

Da man sowohl in der Natur wie an den Menschenschicksalen beobachten kann, dass aus Zerstörung immer wieder kraftvoll Neues und also auch letztendlich aus dem Übel Gutes wächst, muss man wohl von einer grundsätzlichen Neutralität dieser Gesamtheit ausgehen, die so groß und vielgestaltig ist, dass wir nicht alle ihre Muster, Bilder und Bewegungen erkennen können.

Etwas so Großes, Unüberschaubares, das Konzept einer übermenschlichen Kraft, die unsere Geschicke lenkt, könnte uns ein Gefühl der Hilflosigkeit und dann der Angst vermitteln. In der Tat war und ist der Aspekt des Gesetzes und der „Furcht Gottes" in fast allen Religionen für viele Anhänger sehr wesentlich. Erstaunlicherweise sind aber auch ganz entgegengesetzte Effekte zu beobachten: Menschen betonen den Aspekt der Weite (weites Herz, Liebe), des Zusammenhangs (füreinander einstehen), der Geistigkeit (Sinn), der Freude (Erlösungsgedanke). Diese Prinzipien und Reaktionsweisen kann man in allen Religionen mehr oder weniger ausgeprägt finden, deshalb ist in Bezug auf unser Thema unerheblich, ob wir die grundlegende Idee „Gott", „Christus", „Allah", „Buddha", „Krishna", „Manitou" oder „höchstes Bewusstsein" nennen.

Das Konzept einer alles umfassenden Kraft ist in jeder Religion mehr oder weniger ausgeprägt zu finden.

Man sollte denken, dass ein solches, den einzel-menschlichen Lebensrahmen sprengendes Konzept, das sich, geheimnisvoll bleibend, menschlichen Interpretationversuchen stets wieder entzieht,

Der Glaube hat sehr wohl Auswirkungen auf die innere Haltung eines Menschen.

kaum Auswirkungen auf das Leben und die innere Haltung von Individuen hat. Nach meiner Erfahrung ist das Gegenteil der Fall. Man kann beobachten, wie Menschen, deren Lebensrahmen z.B. durch Schicksalsschläge bedroht ist, sich an dem Gedanken an etwas Göttliches wieder aufrichten, ohne dabei ganz beschreiben zu können, was sie da eigentlich aufrichtet. Sie sagen, es sei etwas jenseits ihres Intellekts, nicht mit Worten ausdrückbar. Sie geben ihrer Hinwendung einen Namen und sagen, dass der Glaube sie trägt – ein neuer Boden unter ihren Füßen.

Wir Beobachter sprechen dann von Geborgenheit im Glauben oder vom Getragensein, und dieses Gefühl ermöglicht offenbar im wahrsten Sinne des Wortes ein neues Da-Stehen. Menschen, die im Glauben stehen, sind oft erstaunlich belastbar und scheinen dabei offener und wohlwollend-empfindsamer als ihre „nicht-gläubigen" Nachbarn.

Es gibt den Ausspruch „Wenn es Gott nicht gäbe, müsste man ihn erfinden!" Drückt sich da nicht ein ganzer Seins-Bereich des Menschen aus, der über die materiellen (körperlichen) und energetischen (wollenden, fühlenden), ja sogar mentalen (denkenden) Bewusstwerdungen hinausreicht und der offenbar als wesentlich erfahren wird? Geschichten und Beobachtungen zeigen, dass dieser Bereich uns besonders in brenzligen Situationen zu Bewusstsein kommt, wo wir – körperlich ausgedrückt – ins Schwanken oder gar Straucheln geraten. Dort wird die daher fließende Kraft als haltgebende, ausgleichende und richtungweisende oder auch als Wachstum herausfordernde Instanz für den Menschen spürbar.

Viele Menschen richten sich an ihrem Glauben auf und finden Halt bei Gott.

Ich habe mich – seit ich mich mit dem Thema befasse – oft gefragt, inwieweit meine innere Haltung, z.B. meine Fähigkeit, mich auch in bedrückenden Situationen noch freuen zu können, von diesem Bereich und meiner Einstellung dazu abhängt. Ich kann nicht sagen, dass ich eine allgemeingültige Antwort gefunden hätte. Meine sehr persönlichen Schlüsse aus der Beschäftigung mit diesen Fragen ließen mir aber sinnvoll erscheinen, unseren Kindern das Konzept einer übermenschlichen, vor allem ordnenden, behütenden, liebevollen Kraft zum Einbau in ihr Weltbild anzubieten. Natürlich weiß ich, dass im Außen, in dieser Welt, nicht alles nach Liebe und Ordnung riecht. Ich kann aber sehen, dass nach menschlichem Ermessen gut Gemeintes zuweilen große Schwierigkeiten erzeugt und aus meiner Sicht Übles nach einiger Zeit heilende Entwicklungen bewirken kann. Hinter Beidem webt offensichtlich diese Kraft, die nie still steht, immer schwingt, dabei alles durchdringt und zusammenhält. Das scheint eine sehr umfassende Art von Liebe (= verbindende Kraft) zu sein, von einer ganz unbeschreiblichen Intensität, Weite und mit einem Atemzug in 1000 Jahren, die ohne jede Angst, die jenseits von Schmerz und Tod ist und bewirkt, dass das Große und das Kleine ineinander greifen und mittanzen. Während ich ihr und ihrem Walten zuschaue, gibt es Momente großer Freude. Sie scheinen mehr von innen als von außen zu kommen – und sie kommen nur, wenn ich sie lasse! Deshalb ist mir wichtig, auch den Kindern gegenüber auf jede Form von Überzeugungsarbeit und Zwang zu verzichten. Ich versuche auch dort wachsen zu lassen, behutsam zuzuschauen und ab und zu ein wenig mit hoffentlich hinreichenden Antworten auf betreffende Fragen zu giessen.

Bieten Sie Ihrem Kind das Bild einer übermenschlichen, ordnenden, liebenden Kraft zum Einbau in ihr Weltbild an.

In vielen heiligen Büchern, wie in der Bibel, im Koran oder in den Veden, wird das Bild einer innigen Gottesbeziehung (Ich nenne das für mich „göttlicher Funke") der Menschen vermittelt. Vielleicht erklärt dies Bild mehr als tausend Worte. Es hilft mir jedenfalls, mich selbst anzunehmen, für mich selbst gerade zu stehen, und die anderen Menschen als grundsätzlich gleich wertvoll anzusehen. Diese Haltung stärkt mir und den Menschen, denen ich begegne, den Rücken!

Halt durch ethische Werte

Ich höre immer wieder vom Werteverfall in der heutigen Gesellschaft mit Hinblick auf die materialistische, ellbogenhafte Denkweise und die zwischenmenschlichen Aggressionen oder auf die Umweltzerstörung.

Die ständigen Wahlmöglichkeiten in unserer Gesellschaft zwingen uns permanent zu Entscheidungen – viele Kinder sind damit überfordert.

Die Loslösung von vielen ständischen, beruflichen oder erziehungsbezogenen Traditionen, die zwar einerseits einengend, aber auch bequem und haltgebend waren, hat die letzten zwei Generationen stark verunsichert und Angst erzeugt. In unserer „Wahl-Gesellschaft" sind wir ständig vor Entscheidungen zwischen oft unüberschaubar vielen Alternativen gestellt; nicht nur, welche Partei oder welchen Klassensprecher wir wählen, sondern auch, welche Butter- oder Marmeladensorte wir einkaufen, welcher Mode wir folgen, wie wir unsere Kinder erziehen, welchen Beruf oder Partner wir wählen, zu welchem Elternteil das Kind nach der Trennung der Eltern zieht und so fort. Wunderbar, diese Freiheit! Aber auch eine enorme Verantwortung, die bereits ab dem Kindesalter auf uns lastet. „Möchtest du jetzt Erdbeeren, Kirschen, Aprikosen oder Litschis essen?" anstatt „Schau, hier hast du einen Apfel!" – immer wieder Entscheidungen in Sekundenschnelle.

Ist es denn nicht wichtig, dass wir Erzieher unseren Nachwuchs auf ein vernünftiges Wahlverhalten von klein auf vorbereiten? Aber bedenken wir dabei, dass Wählenkönnen auch immer sich „Verwählenkönnen" beinhaltet? Da muss sich der/die Wählende bei Misserfolg die Verantwortung selbst zuschreiben ... und wie oft kommen dann Nachentscheidungskonflikte („Hätte ich mich doch anders entschieden!"), die unsere Haltung beeinträchtigen.

Durch die tausend, sich rasch wandelnden Möglichkeiten, auf unsere schnell-lebige Umwelt Kontrolle und Einfluss aufzuüben, sind wir also ständig mit Entscheidungen und den folgenden Selbstbewertungen beschäftigt. Erschwert wird die Sache dadurch, dass von allen Seiten Pseudo-Hilfen in Form von Manipulationen in der Werbung, in den Medien auf uns einstürmen, die unsere Entscheidungen im Sinne ihrer Erzeuger beeinflussen wollen. Das war in der Zeit der festgefügten Traditionen einfacher, denn der vorgeschriebene Weg mag unbequem gewesen sein, aber wenn er manchem nicht gefiel, konnte er die Schuld auf die üble Tradition schieben statt auf die eigene falsche Wahl.

Freiheit kann also auch Belastung sein, die – wie ich meine – viele Kinder (und manche Erwachsene) bedrückt, weil sie im Grunde mit

Wahlen, deren Folgen sie kognitiv noch gar nicht abschätzen können, überfordert sind.

Vermitteln Sie Ihren Kindern Grundwerte, die ihnen bei Entscheidungen helfen können.

Eine Lösung für den ganzen Problemkreis ist meines Erachtens dadurch möglich, dass sich sehr viele Menschen endlich um einen neuen Konsens einige wenige Grundwerte betreffend bemühen. Diese Grundwerte sollten wirklich grundlegend, d.h. auch transkulturell, gewissermaßen „kosmisch" sein. Eine allgemeine Anerkennung und Verbindlichkeit dieser wenigen Werte würde uns allen Entscheidungsgrundlagen an die Hand geben und zugleich das gegenseitige Verständnis erleichtern. Diese Werte sollte man nicht mit Gewalt durchsetzen, sondern vorleben. Learning by doing!

Immer wo jemand liebte und geliebt wurde, habe ich die besten inneren und äußeren Haltungen sehen können.

Wer geliebt wird, richtet sich auf!

Wer liebt, richtet sich auf!

Deshalb denke ich, dass die Liebe zwischen den Menschen und zwischen Mensch und dem Ganzen als einer dieser grundlegenden, vielleicht als der wichtigste Wert überhaupt begriffen werden kann!

Checkliste für einen starken Rücken

Im Folgenden fassen wir die obengenannten Bausteine noch einmal in einer Auflistung zusammen, und Sie können wie in einem Fragebogen zu Ihrer persönlichen Übersicht die einzelnen Elemente für eine gute Körperhaltung noch einmal durchgehen. Sie können jeweils ankreuzen, wie Sie im Moment die Rücken-Situation Ihrer Kinder oder auch die eigene sehen.

Viel: Dieser Faktor ist ausreichend vorhanden, und wir sind zufrieden damit.

Mittel: Dieser Faktor ist zwar vorhanden, könnte aber noch gestärkt werden.

Wenig: Dieser Faktor ist nur wenig vorhanden. Er sollte dringend gestärkt werden.

Checkliste

	viel gut	mittel	wenig
Motorische Ebene: Hat mein Kind ausreichend Bewegung?	☐	☐	☐
Kognitive Ebene: Hat mein Kind in mir ein gutes Rücken-Vorbild?	☐	☐	☐
Kognitive Ebene: Bestärke ich mein Kind, wenn es einen starken Rücken zeigt?	☐	☐	☐
Kognitive Ebene: Hat mein Kind Wissen über die Wirbelsäule?	☐	☐	☐
Physiologische Ebene: Hat mein Kind festgelegte Orte für eine aufrechte Körperhaltung?	☐	☐	☐
Emotionale Ebene: Fördere ich das Selbstvertrauen meines Kindes?	☐	☐	☐
Emotionale Ebene: Fördere ich die Fröhlichkeit meines Kindes?	☐	☐	☐
Soziale Ebene: Kann mein Kind Vertrauen in mich haben?	☐	☐	☐
Soziale Ebene: Vertraue ich meinem Kind?	☐	☐	☐
Transpersonale Ebene: Hat mein Kind Halt im Glauben?	☐	☐	☐
Transpersonale Ebene: Hat mein Kind Halt in ethischen Werten?	☐	☐	☐

3. RÜCKENSCHULE FÜR KINDER

Einleitung

Nachdem es im theoretischen Teil um die Hintergründe unseres Themas ging, müssen wir uns nun Gedanken machen, wie man all diese Ideen praktisch und kindgerecht umsetzen kann - wohlwissend dass die Methoden nur dann positive und aufbauende Effekte zeigen, wenn sie liebevoll und geduldig angewendet werden und nicht als reine Technik. Die folgenden Methoden wenden sich an Menschen einer weiten Altersspanne, und es ist Ihnen überlassen, die Ideen auf das dem Zweck und Publikum angemessene Niveau zu übertragen.
Ich stelle im Folgenden sechs grundlegende Methoden zur Rückenstärkung dar. Ich würde mich freuen, wenn Sie mich an Ihren eigenen Ideen, Weiterungen und Erfahrungen diese Methoden betreffend teilnehmen ließen.

Auswahlkriterien

Ich habe mir Auswahlkriterien gestellt. Die Methode soll ...

- vorbeugend anwendbar sein, nicht erst, wenn ein Schaden aufgetreten ist, kann aber auch unter fachkundiger Anleitung in therapeutische Arbeit eingebaut werden.
- spielerisch sein und den Kindern Spaß machen. Rückenschule muss nicht in Zwangsarbeit münden.
- ohne viel zeitlichen, räumlichen oder finanziellen Aufwand durchführbar sein. Hier kann man nach dem „Wassertropfen-Prinzip“ arbeiten, „Steter Tropfen höhlt den Stein!“ Wir brauchen uns also keine feste Rückenschul-Arbeitsstunde in unseren sowieso vielleicht vollen Terminkalender einzutragen, sondern können je nach Situation kleine rückenstärkende Einlagen im Tagesablauf einstreuen.

Methoden zur Rückenstärkung

Hier ein Überblick über die dargestellten Methoden:

1. Gymnastikgedichte
2. Gymnastikgeschichten
3. Bewegungslieder
4. Freispiel mit Bewegungsgeräten
5. Spiel
6. Vor-Bilder

Welche Methoden Sie auswählen, kann von mehreren Faktoren abhängen:

- was dem Kind Spaß macht
- was dem betreuenden Erwachsenen Spaß macht
- was die Situation erlaubt, je nach Material- oder Raumbedarf
- was Experimentierfreude zulässt: Vielleicht möchten Sie auch einmal eine Methode ausprobieren, die Ihnen auf den ersten Blick nicht so zusagt?

Erste Methode: Gymnastikgedichte

Gymnastikgedichte verbinden Bewegung und rhythmische Sprache.

Den Begriff der „Gymnastikgedichte" habe ich geprägt, um die Koppelung von Gymnastik und rhythmischem Sprachfluss auszudrücken, und viele Erzieherinnen haben damit schon gute Erfahrungen gemacht. Zu einfachen, meist aus dem Volksgut stammenden Versen werden nicht etwa nur den Inhalt darstellende Bewegungen gemacht, sondern es handelt sich um gymnastische Übungen, von denen viele der Rückenstärkung dienlich sind. Dabei wurde nach Möglichkeit versucht, die Art der gymnastischen Übung dem Inhalt des Verses nachzuempfinden.
Etwas Ähnliches gibt es in Form von Fingerspielen, wobei die Finger entsprechend zu Versen auf eine bestimmte Art bewegt werden. Auch bei Tanzliedern werden gesungene Sprache und Bewegung gekoppelt. Gegenüber Bewegungsliedern haben Gymnastikgedichte den Vorteil, dass man keine Atemprobleme bekommt und die Texte beliebig langsam sprechen und an die Bewegung anpassen kann. Dadurch hat die Bewegung mehr Raum und kann in aller Ruhe bis zu den dehnenden Endpunkten geführt werden.

Die einzelne Gymnastikübung wird dabei nicht durch Wiederholung einzelner Zeilen des Gedichtes mehrmals hintereinander ausgeführt, was für Kinder ziemlich langweilig und unnatürlich wäre, sondern die einzelnen Übungen gehen fließend ineinander über, wie bei einem stummen Tanz und erzählen den Versinhalt in der Körpersprache. Das schult auch die Konzentration und das Gedächtnis für Bewegungsfolgen. Bei besonders großem Bewegungsbedarf kann man das ganze Gymnastikgedicht mehrmals wiederholen.

Der Versinhalt wird in der Körpersprache erzählt.

Während meiner Kurse haben die Kinder oft Freude beim Wiederentdecken des bereits bekannten Gymnastikgedichtes gezeigt und passten genau auf, ob der Gesamtablauf auch richtig angesagt und dargestellt wurde. Den Erziehern oder Eltern machte viel Spaß, von Mal zu Mal den immer perfekteren Bewegungsablauf zu beobachten. Und schließlich taten selbst den Erwachsenen die Bewegungen sichtlich gut!

Im Allgemeinen sollte der/die Kursleiter/-in den Bewegungsablauf nicht durch Zurechtweisungen oder Korrekturen unterbrechen. Wenn die Bewegungen hinreichend deutlich gezeigt werden, imitieren die Kinder meist nach kurzer Lernzeit sehr genau.

Vermeiden Sie, den Bewegungsablauf durch Korrekturen zu unterbrechen.

Ich gebe hier jeweils Beispiele für Gymnastikgedichte ausgehend von verschiedenen Ausgangshaltungen, wie Stand, Bauchlage, Rückenlage, Bankstellung, Hocke.[1]

1 Weitere Anregungen finden Sie in meinem Buch „Im großen blauen Meer schwimmt allerhand umher ... Gymnastikgedichte und -geschichten für Vorschulkinder“ (ISBN 3-9804236-1-1)

Ausgangshaltung Stand

Der Storch

Der Storch steht
stolz und ganz allein
auf seinem langen
Storchenbein.

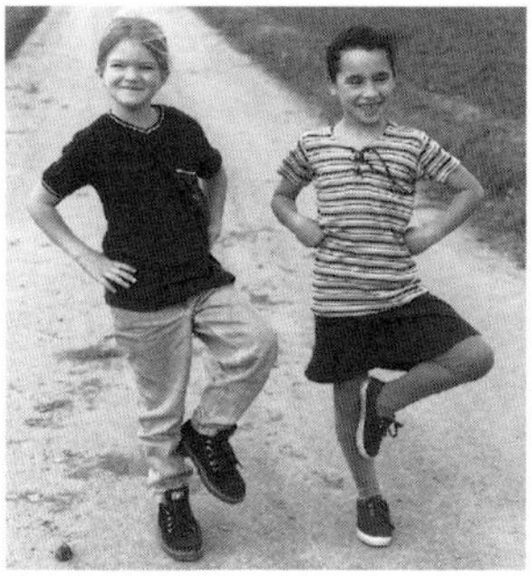

Im Einbeinstand legen wir die rechte Fußsohle an das linke Standbein, während die Hände an den Hüften eingestemmt sind.

Klappt mit dem
Schnabel uns
zum Gruß

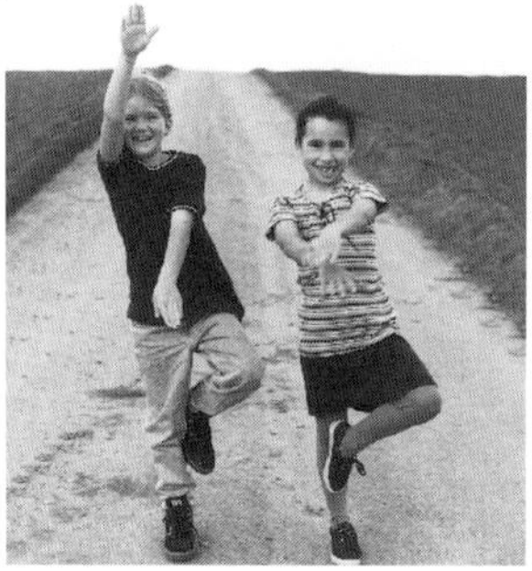

Wir strecken als Schnabel beide Arme waagerecht nach vorn aus und klatschen mit den Handflächen aufeinander.

und stellt sich
auf den andern Fuß.

Wir wechseln das Standbein.

Er breitet seine
Flügel aus

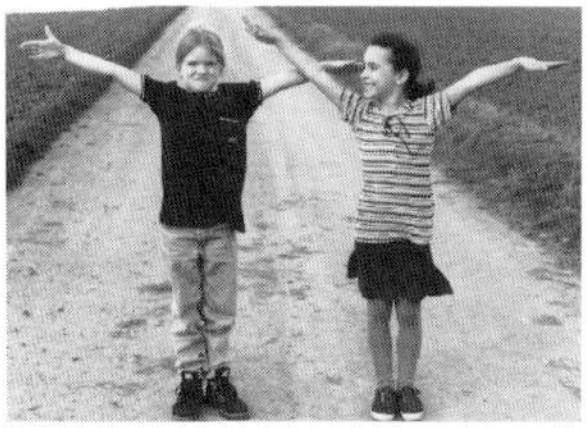

Wir strecken die Arme wie Schwingen waagrecht zur Seite.
Inzwischen stehen wir auf beiden Füßen.

Und fliegt weit übers Storchenhaus.

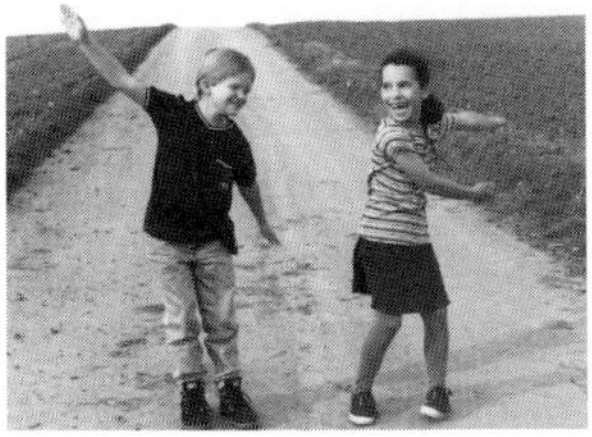

Wir bewegen Arme und Oberkörper im Achter. Die Augen und der Kopf sollen dabei der Bewegung folgen.

Erläuterung: Indem wir auf einem Bein zu stehen versuchen, trainieren wir unser Gleichgewichtsempfinden und stärken unsere innere Ausgeglichenheit. Auch das rhythmische Schwingen in Achterbewegungen trägt zur Standfestigkeit und Ausgeglichenheit bei, denn die Arbeit der rechten und linken Gehirnhälfte wird dabei in Einklang gebracht.

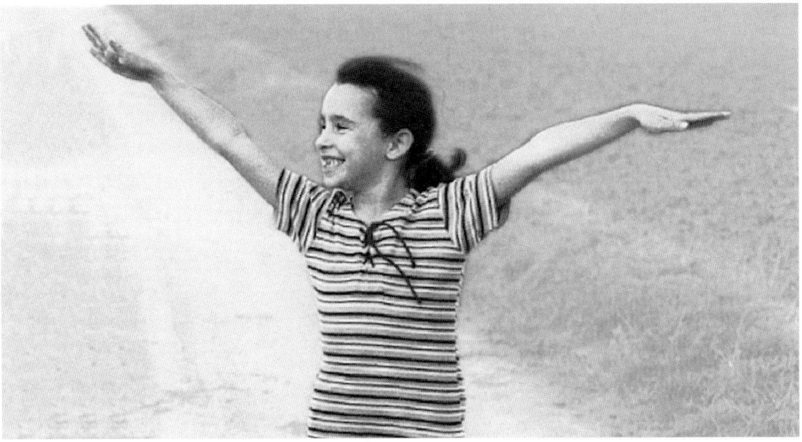

Zwei Vögelchen

Schau, ein Vogel
fliegt allein.

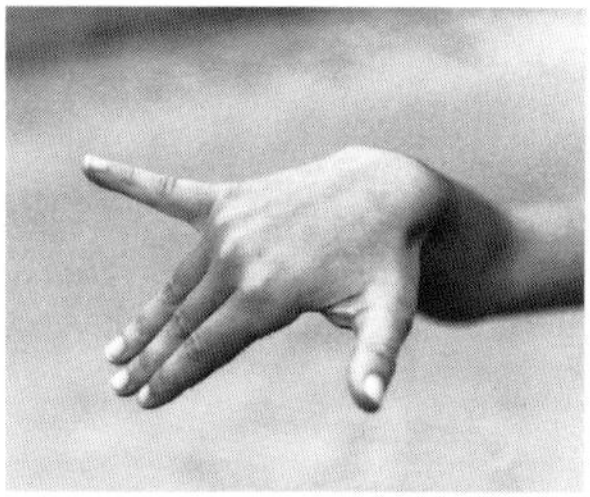

Zeigefinger, Mittel- und Ringfinger der rechten Hand sind zusammengelegt und Daumen und Zeigefinger als Flügel abgespreizt.
Mit dem rechten Arm malen wir weite „liegende Achter“ in die Luft, während der linke Arm still an der linken Hüfte abgestützt ist.

Schau, jetzt fliegen
sie zu zweien.

Nun malen beide Hände „liegende Achter“ in die Luft.

Sie fliegen hoch,
sie fliegen nieder.

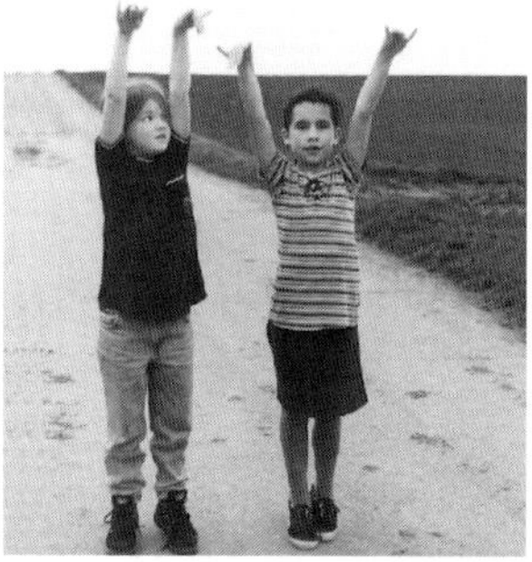

Wir gehen in den Zehenstand und strecken die Arme nach oben, bevor wir in die Hocke gehen und die Arme senken.

Sie fliegen fort und
kommen wieder.

Wir klatschen hinter dem Rücken in die Hände, bevor die Hände wieder nach vorn oben fliegen.

Sie fliegen rechts,
sie fliegen links.

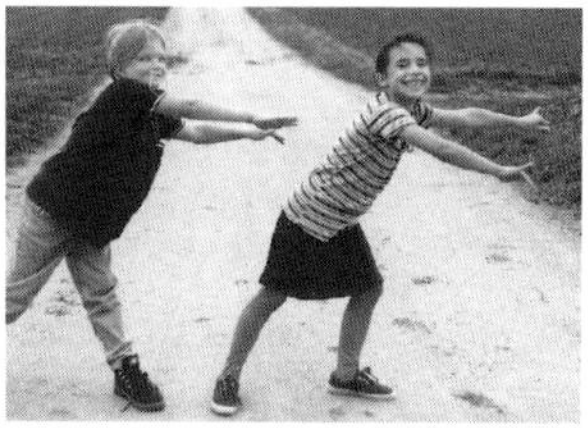

Begleitet von einem großen Schritt zur rechten Seite bewegen wir beide Hände nach rechts, bevor wir einen großen Schritt nach links machen und dabei auch beide Hände nach links mitschwingen lassen.

Sie picken Körner,
rings, rings, rings.

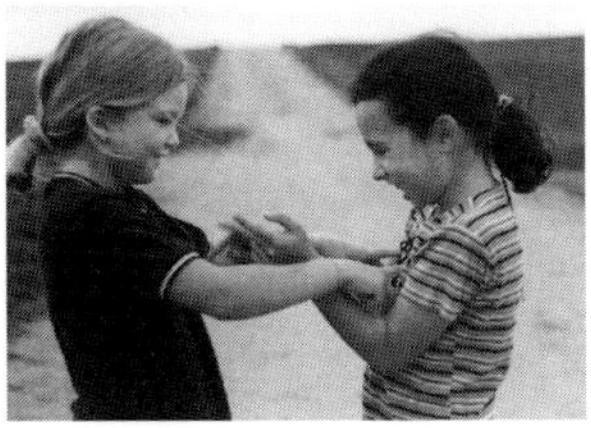

Wir pieksen uns selbst mit unseren Zeigefingern am ganzen Körper.

Erläuterung: Hier werden nicht nur die Richtungen der Körperbewegungen nach oben und unten, zu den Seiten sowie nach vorn und hinten gelernt, sondern es taucht auch der „liegende Achter“ auf. Diese harmonische Bewegung, die über die Körpermitte hinweg geht, wirkt stabilisierend und gleicht nach der Meinung der Kinesiologie die Funktionen der rechten und linken Gehirnhälfte aus. Es ist wichtig, dass auch die Augen den weiten Achterbewegungen der Arme folgen.

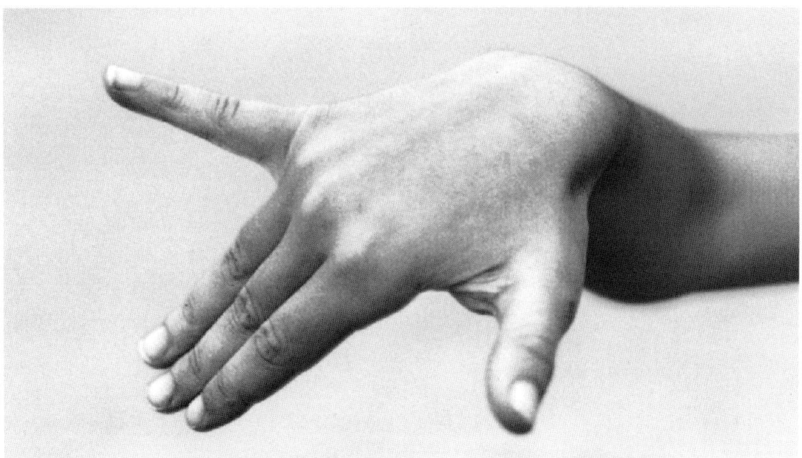

Mein Häuschen

Mein Häuschen steht
nicht grade.
Ist das aber schade.

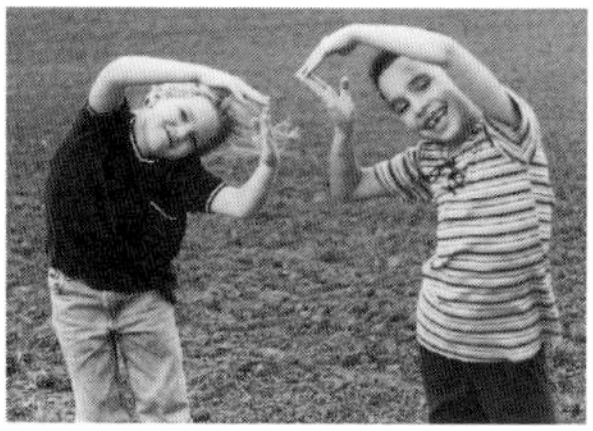

Wir halten die Arme als Dach über dem Kopf und neigen den Oberkörper zu einer Seite.

Mein Häuschen steht
ganz krumm.
Ist das aber dumm.

Wir wiederholen die Seitneigung zur anderen Seite, immer noch mit erhobenen Armen.

Da bläst ein starker
Wind hinein, pfff...,

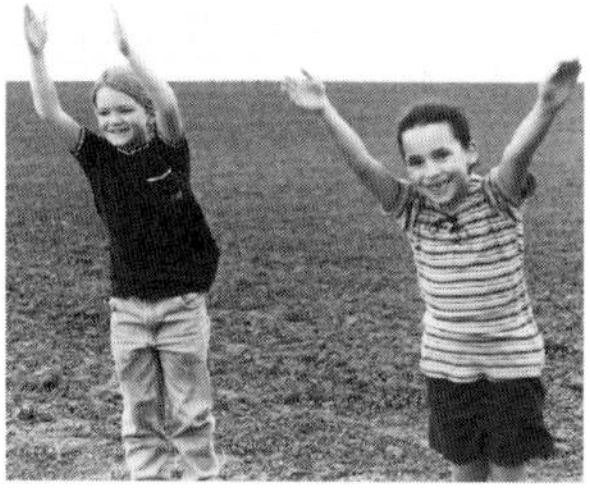

Wir breiten beide Arme seitlich aus und schwingen sie kräftig über die Mitte nach oben und dann nach außen, wobei wir in den Knien mitfedern. Nicht nur mit den Armen machen wir Wind, sondern wir beugen uns bei „pfff" im Oberkörper waagrecht vor und blasen heftig, während die Hände an den Hüften eingestützt sind.

da steht mein
Häuschen hübsch
und fein.

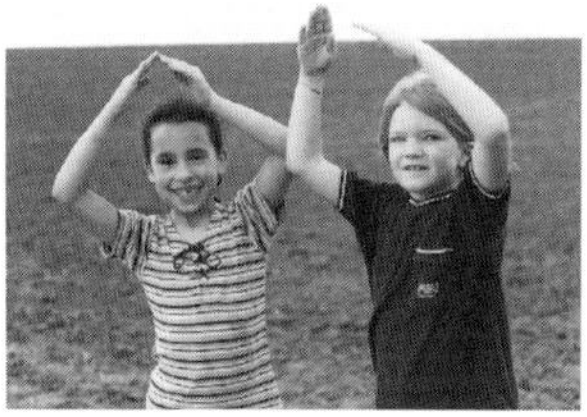

Wir gehen in den Zehenstand mit großer Körperspannung und halten die Arme als spitzes Dach über den Kopf.

Erläuterung: In der Seitneigung nach beiden Seiten werden die Flanken gedehnt. Das Vorbeugen mit geradem Rücken kräftigt die Rückenmuskulatur. Das Stehen auf den Zehenspitzen übt das Gleichgewicht und erfordert einen hohen Muskeltonus.

Ausgangshaltung Päckchenlage

Die Schnecke

Schneck im Haus,
komm heraus.

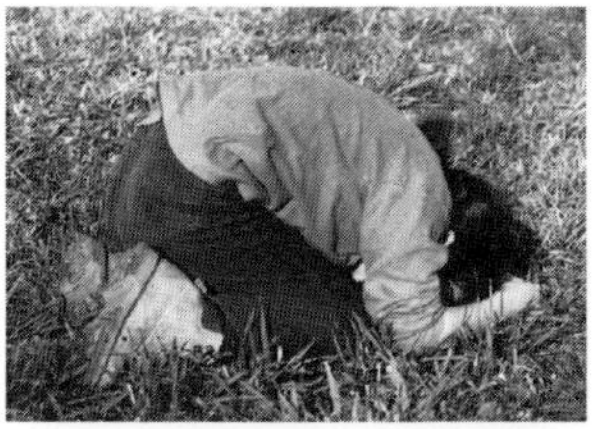

Wir igeln uns in der Päckchenlage ein.

Wollen wir dich
sehen,
musst du langsam
gehen.

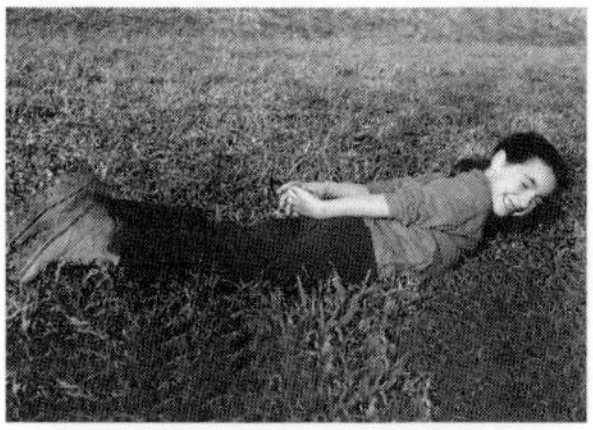

Wir strecken uns in der Bauchlage in die Länge, nehmen die Hände auf den Rücken und robben durch seitliche Schaukelbewegungen langsam einige Zentimeter vorwärts.

Strecke deine Fühler
aus,
komm aus deinem
Schneckenhaus!

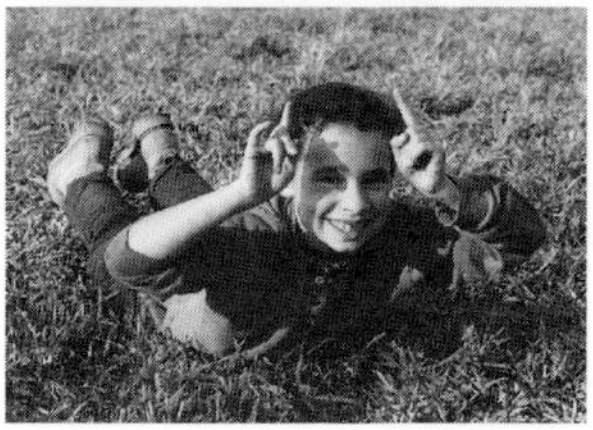

Wir legen beide ausgestreckten Zeigefinger an die Kopfseiten und robben weiterhin vorwärts.

Erläuterung: Durch Haltearbeit der Arme in der Bauchlage wird die Rückenmuskulatur gekräftigt. Die langsame Besonnenheit der Schnecke geht beim Imitieren auf uns über.

Die Mäuschen

In unserem
Häuschen

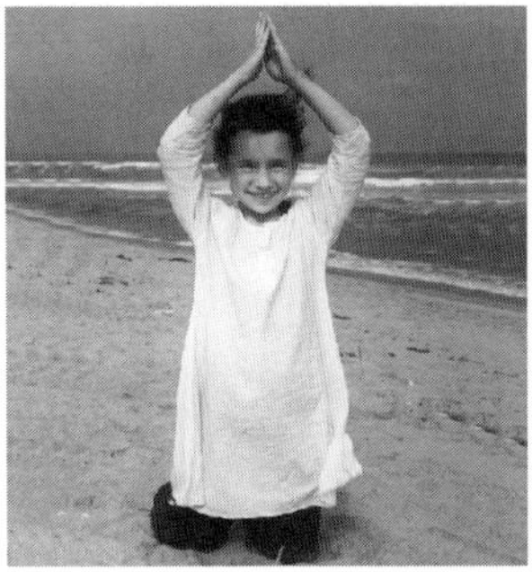

Im Kniestand legen wir die Fingerspitzen als Dach über dem Kopf schräg aneinander.

sind schrecklich
viele Mäuschen.

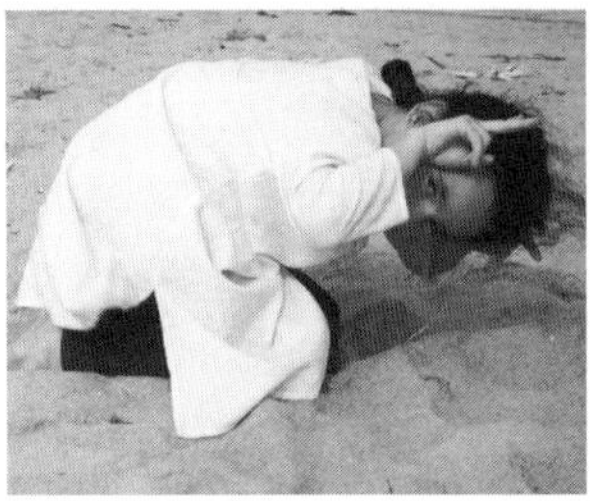

In der Päckchenlage legen wir Zeige- und Mittelfinger beider Hände als Ohren an die Kopfseiten

Sie pfeifen und
rappeln,

In der Päckchenlage trommeln die Hände auf dem Boden.

sie trippeln und
trappeln.

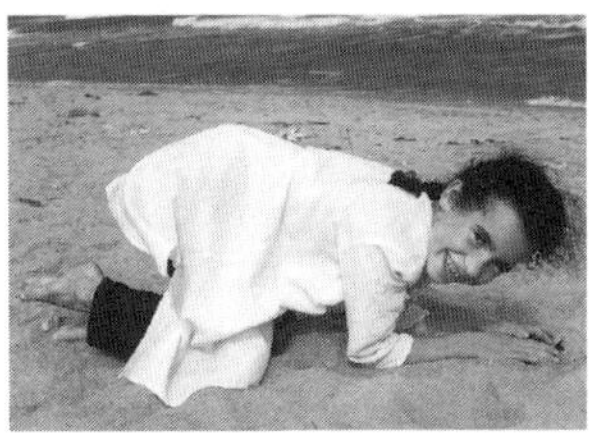

In der Päckchenlage trommeln die Unterschenkel auf den Boden.

In Kisten und
Schränken,
auf Tischen und
Bänken,

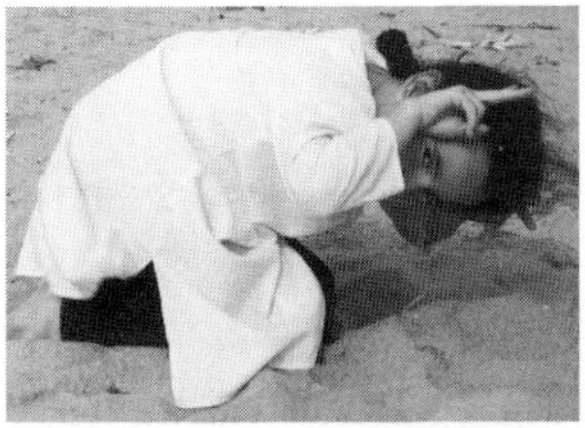

Durch eine Seitneigung gucken wir abwechselnd nach rechts und links hinten – immer noch in der Päckchenlage.

sie stehlen und
naschen,

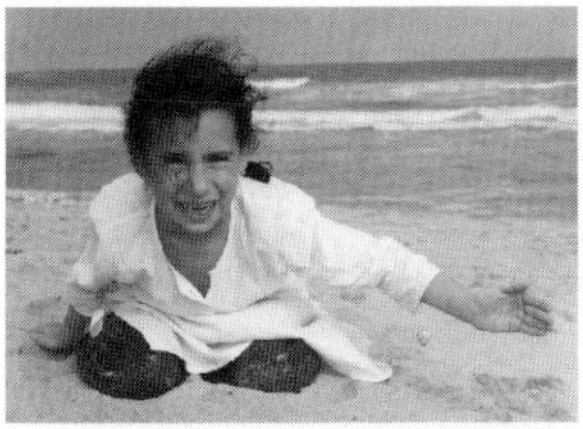

Die rechte Hand macht von rechts, die linke Hand von links eine Greifbewegung von außen nach innen.

und will man sie
haschen,

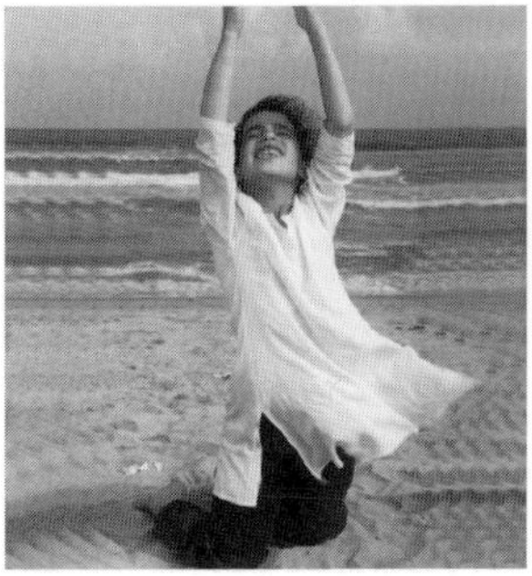

Wir richten uns in den Kniestand auf und greifen mit beiden Händen nach oben in die Luft.

husch, sind sie fort.

Wir richten uns schnell in den Stand auf und laufen auf der Stelle, uns dabei einmal um uns selbst drehend.

Erläuterung: Um in die Päckchenlage zu kommen, beugen wir uns aus dem Kniestand zum Boden und legen beide Unterarme seitlich neben den Körper.
In dieser Mäusegeschichte wirken die Armbewegungen als rückenkräftigende Übungen, die der Entstehung eines Rundrückens vorbeugen.

Ausgangshaltung Bankstellung

Der Käfer

Eins, zwei, drei
da krabbelt was,
auf dem Boden,
was ist das?
Flinker Käfer,
kleiner Wicht,

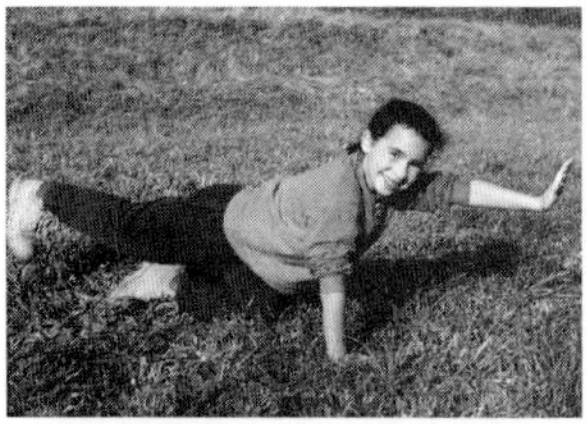

In der Bankstellung kniend heben wir abwechselnd einen Arm und das diagonale Bein in die Waagrechte hoch, wobei Handfläche und Fuß abgewinkelt sind (insgesamt sechsmal am Platz).

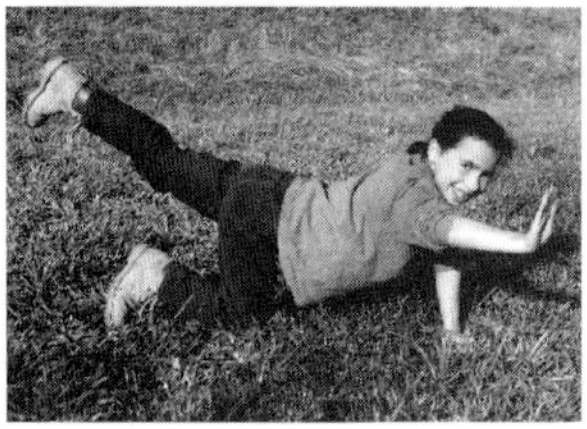

plötzlich fällt er
aufs Gesicht,

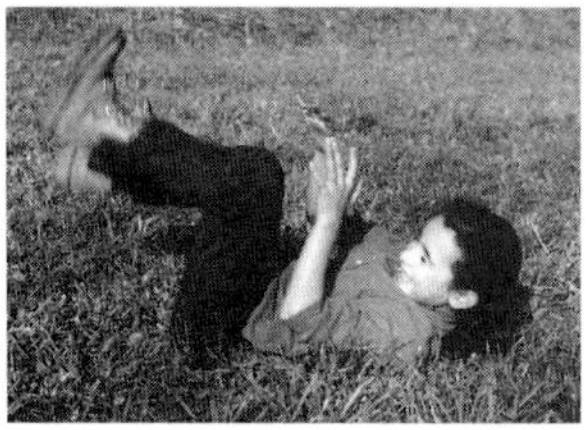

Wir drehen uns in die Rückenlage.

zappelt mit den
kurzen Beinen,

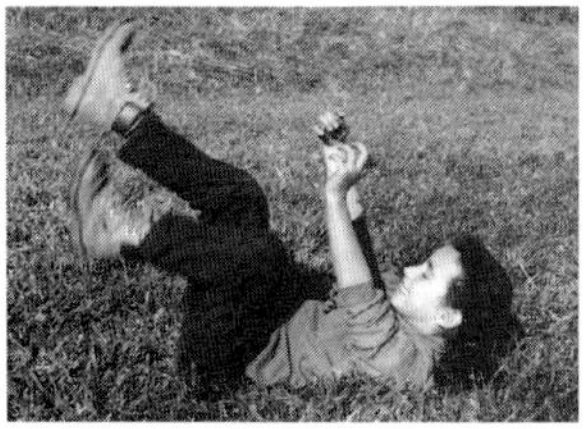

Wir fahren mit den Armen und Beinen in der Luft Rad. Als Erschwernis können wir den Kopf dabei heben, indem wir das Kinn zur Brust ziehen.

komm, ich helf dir,

musst nicht weinen.

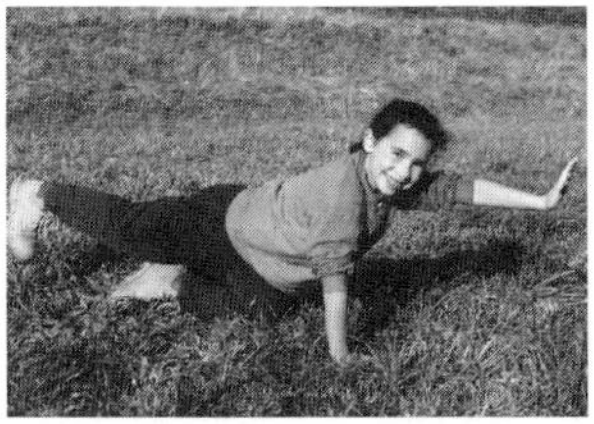

Wir drehen uns wieder in die Bankstellung um.

Wie zu Beginn heben wir wieder abwechselnd einen Arm und das diagonale Bein in die Waagerechte.

Erläuterung: Das Heben von Arm und Bein in der Bankstellung gehört zu den Grundübungen der Wirbelsäulengymnastik und soll die Rückenmuskulatur stärken. Der Wechsel zwischen Bankstellung und Rückenlage übt die Beweglichkeit. Das Radfahren stärkt die Bein- und Bauchmuskulatur.

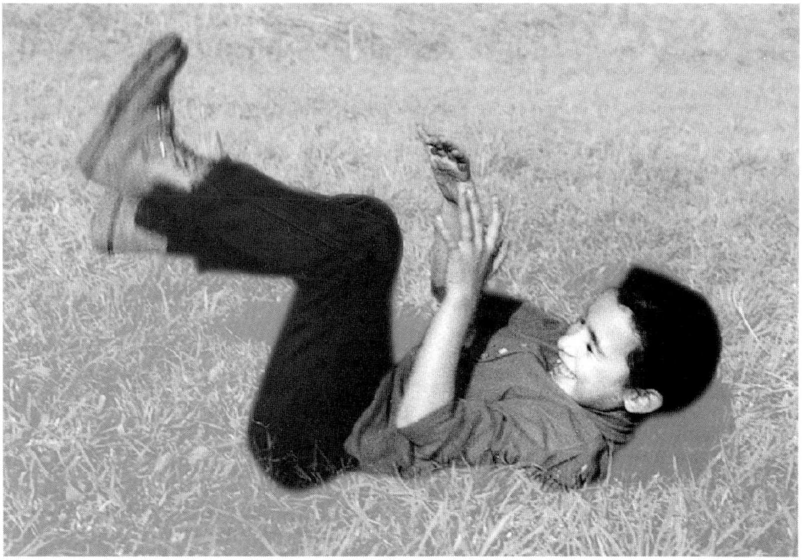

Die Pferdchen

In meinem Stall

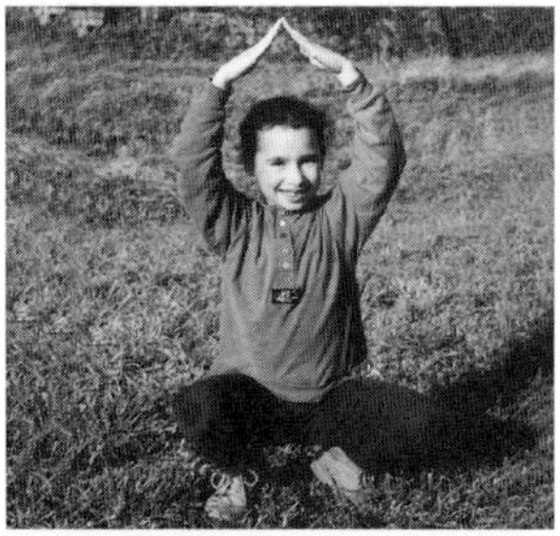

Wir hocken mit aufgerichtem Rücken und halten unsere Unterarme in Dachform über dem Kopf.

viel Pferdchen
stehn.

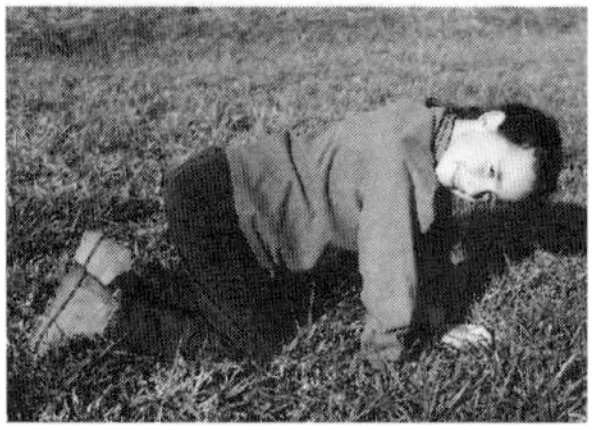

Bei „viel Pferdchen" lassen wir uns in die Bankstellung auf die Hände fallen und nicken mit dem Kopf.

Sie können rasch im
Trabe gehn.

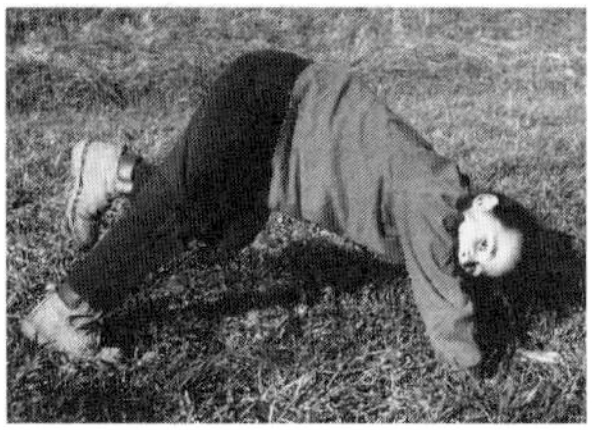

Wir stützen uns auf die Arme und machen mit den Beinen bei erhobenem Po am Platz schnelle Laufbewegungen.

Sie springen schnell
im Kreis herum.

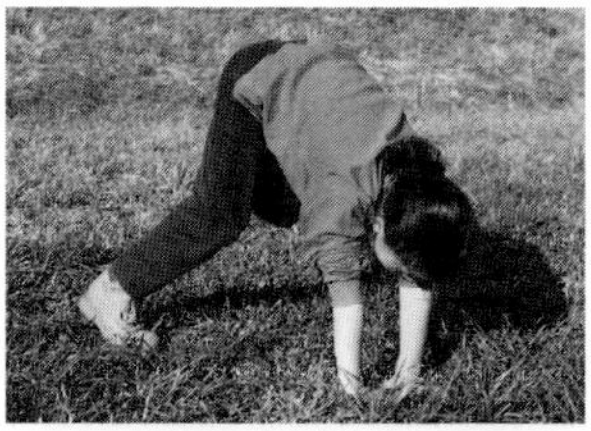

Die Hände bleiben an demselben Fleck aufgestützt, während wir mit dem Hinterteil einen Halbkreis hin und herlaufen.

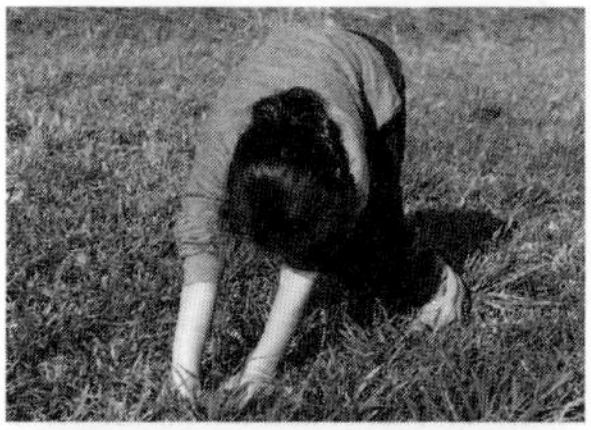

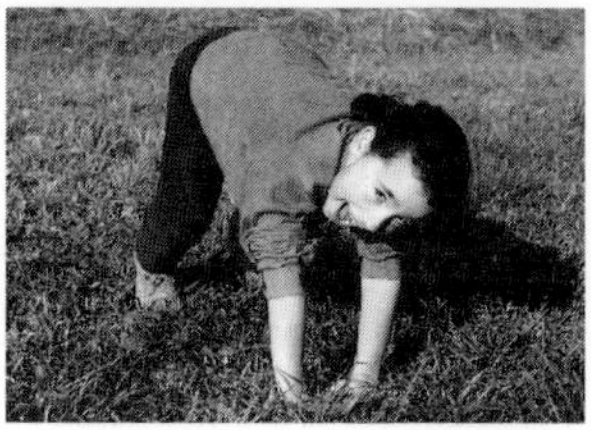

Dann stehn sie
wieder still und
stumm.

Wie zu Beginn stehen die Pferdchen wieder in der Bankstellung und nicken mit dem Kopf.

Erläuterung: Das Traben im Vierfüßlerstand bringt den Kreislauf in Schwung und stärkt die Arm- und Rückenmuskulatur, bevor man wieder in die ruhige Endstellung geführt wird.

Ausgangshaltung: Hocke

Die Täubchen

Es saßen zwei Täubchen auf einem Dach.

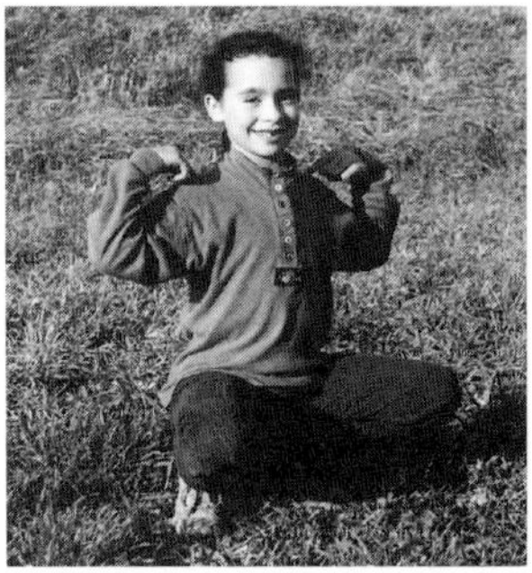

Wir tippen mit den Fingerspitzen auf die gleichseitige Schulter und halten beide Oberarme seitlich waagerecht.

Das eine flog weg,

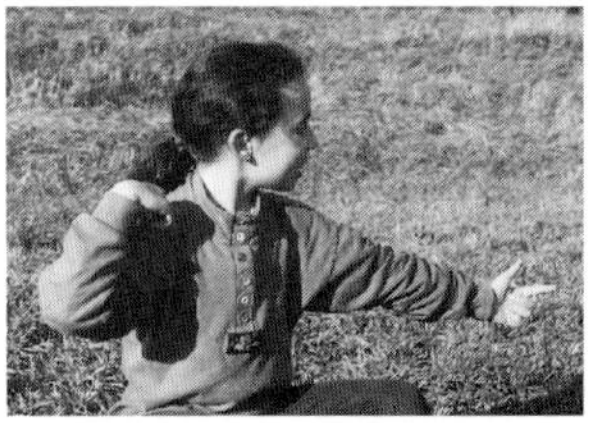

Wir klappen den rechten Unterarm zur rechten Seite und schauen dem nach rechts fliegenden „Täubchen" nach.

das andre flog weg.

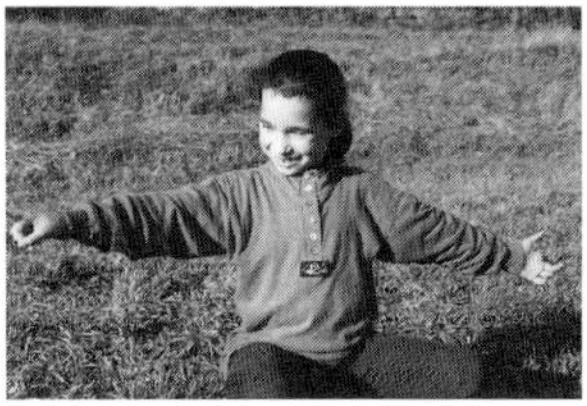

Wir wiederholen die entsprechende Bewegung mit dem linken Arm.

Das eine kam wieder,

Wir klappen den rechten Arm wieder ein, so dass die Fingerspitzen auf der rechten Schulter landen.

das andre kam wieder.

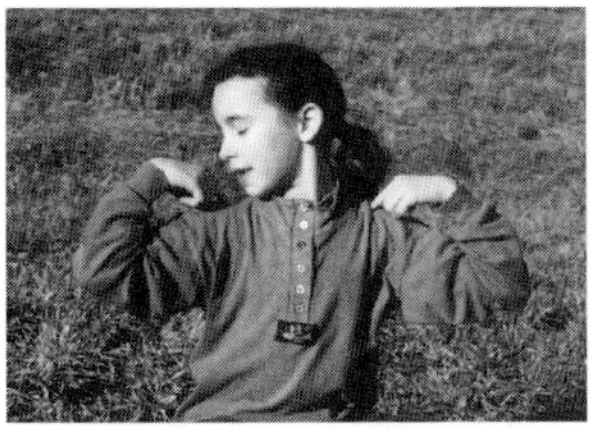

Wir wiederholen diese Bewegung auf der linken Seite.

Da saßen sie alle beide wieder.

Wir tippen mit den Fingerspitzen auf die gleichseitige Schulter und halten beide Oberarme seitlich waagrecht. (Wie in der ersten Zeile!)

Erläuterung: Hier wird die Unterscheidung von rechts und links betont. Gleichzeitig wird durch das Tippen auf die Schultern zu aufrechter Körperhaltung animiert und somit einem Rundrücken vorgebeugt.

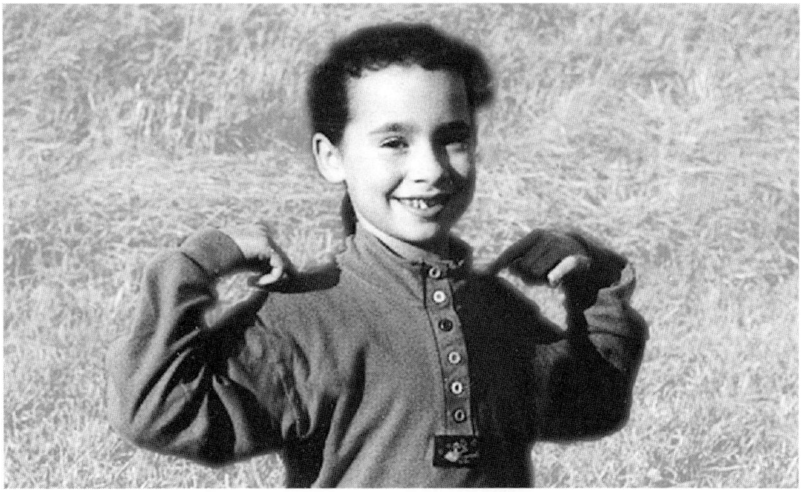

Ausgangshaltung Rückenlage

Uhrengedicht

Große Uhren gehen
tick-tack, tick-tack.

In der Rückenlage fahren wir mit den Beinen Rad, zuerst in langsamer Geschwindigkeit,

Kleine Uhren gehen
ticke-tacke, ticke-
tacke.

... dann in mittlerer Geschwindigkeit,

Und die kleinen
Taschenuhren gehen
ticke-tacke, ticke-
tacke, ticke-tacke,
tick.

... und schließlich in Höchstgeschwindigkeit.

Erläuterung: Das Radfahren in der Rückenlage stärkt Kreislauf, Bein- und Bauchmuskulatur. Gute Körperwahrnehmung ist erforderlich, um die verschiedenen Bewegungsgeschwindigkeiten differenzieren zu können.

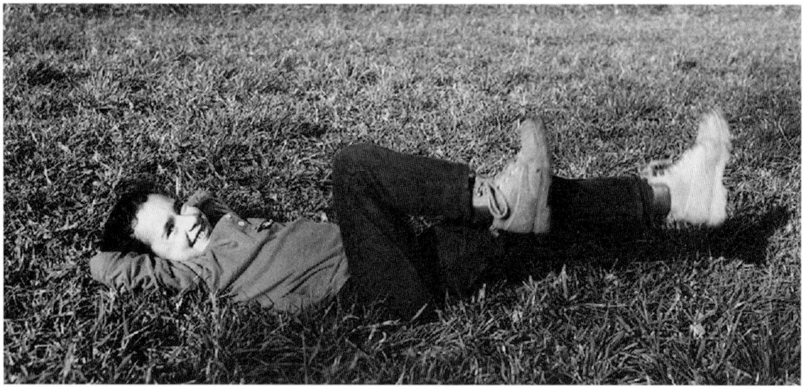

Zweite Methode: Gymnastikgeschichten

Bei Gymnastikgeschichten gibt es genauso wie bei den Gymnastikgedichten eine Verbindung von Bewegung und Sprache, mit dem Unterschied, dass sie nicht rhythmisch aufgebaut sind und die Wortwahl frei ist. Mit der Idee des wesentlichen Handlungsablaufes im Kopf, kann man also Gymnastikgeschichten frei erfinden und auch immer wieder neu und witzig variieren. Die Erzählung wird mit so viel gymnastischen Übungen wie möglich begleitet oder man lässt mit der Gymnastik in Erzählpausen die Kinder das Gehörte „nacherzählen". Für die Kinder ist oft der Inhalt der Erzählung wichtiger als die Bewegung, besonders wenn sie mit vielen Stimmvariationen spannend vorgetragen wird. Durch die Bewegungseinlagen bleibt die Konzentration über die ganze Zeit erhalten und die Kinder nehmen den Inhalt sehr konzentriert und lebendig über die Körpererfahrung auf. Die Gymnastikübungen sollten natürlich von der Bewegungsart her dem Inhalt der Geschichte in etwa entsprechen – da gibt es viel künstlerische Freiheit. Manche Themen eignen sich allerdings nicht zur körperlichen Umsetzung.

Bei Gymnastikgeschichten sind Bewegung und Sprache verbunden, die Wortwahl ist frei.

Die große Erzähl-Freiheit macht dieses Verfahren zwar sehr abwechslungsreich, aber spürbar anstrengender als es mit vorgefertigten Texten ist. Andererseits ist sehr vorteilhaft, dass man gezielt auf die Bedürfnisse der Gruppe eingehen und deren spontane Beiträge mit einbeziehen kann. So können auch Schlüsselaspekte der Teilnehmer mit eingebaut werden, z.B. der rote Pullover eines Kindes, oder man kann nur angedeutete, reaktive Bewegungen der Kinder aufgreifen und in einer Gymnastikübung verstärken. Die Übungen fordern und erzielen ein den Kindern manchmal ungewohntes Maß an Aufmerksamkeit. Zur Erholung empfiehlt sich, zwischendurch ein allen bekanntes, inhaltlich passendes Lied zu singen. Wenn die Geschichte zum Beispiel vom Rudern handelt, können sich alle in das imaginäre Ruderboot setzen und gemeinsam ein Lied vom Meer singen.

Zur Erholung können Sie mit den Kindern zwischendurch ein Lied singen.

Hier das Grundgerüst der Gymnastikgeschichte „Auf Tigersafari", die Sie nach Belieben ausbauen können:

Auf Tigersafari

Wir haben im Zelt geschlafen und strecken uns am Morgen.	*Wir liegen in der Rückenlage am Boden und tun so, als ob wir schnarchten. Wir rollen uns auf die Seite und drücken uns in die Bankstellung auf Knien und Händen hoch. Wir strecken den rechten Arm nach vorn und das linke Bein nach hinten und machen uns so lang, wie wir können, bevor wir die Seiten wechseln. Dann strecken wir uns im Stehen nach allen Seiten und in die Höhe und beugen uns mit gestreckten Knien zu den Füßen.*
Wir vertreiben einen aufdringlichen Mückenschwarm.	*Mit nach außen gewendeten Handflächen schieben wir die imaginären Mücken nach allen Seiten und nach oben weit von uns, abwechselnd mit dem rechten und dem linken Arm. Dabei drehen wir uns auch nach hinten und neigen uns zur Seite.*

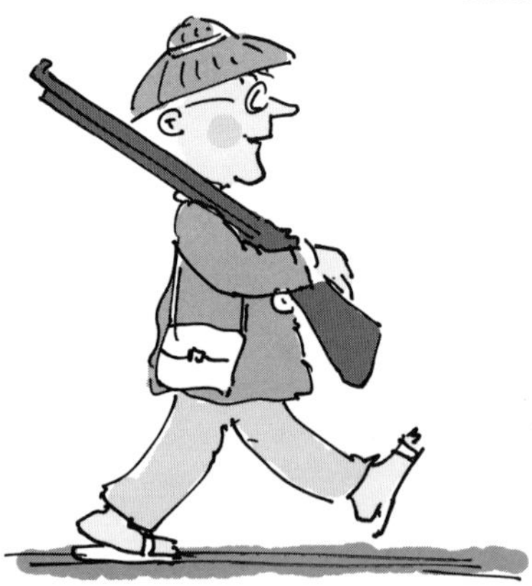

Wir trinken und essen.	*Da wir im Zelt keine Stühle haben, sitzen wir auf dem Boden im Schneidersitz – natürlich mit aufrechtem Rücken.* *Zum Trinken beugen wir uns im Sitzen ganz nach hinten und legen den Kopf in den Nacken.* *Unsere Essenszutaten müssen wir weit vor uns aus der Kreismitte holen, und dazu beugen wir uns mit geradem Rücken zwischen unseren Beinen nach vorn.*
Wir hören ein auffälliges Geräusch.	*Immer noch im Schneidersitz sitzend, nehmen wir die rechte Hand hinter die rechte Ohrmuschel und drehen uns mit geradem Oberkörper weit nach hinten rechts, bevor wir dasselbe mit der linken Hand machen.*
Wir schultern unser Gewehr.	*Wir springen auf und schwingen von unten her unser Gewehr mit beiden Händen auf die Schulter. Dann marschieren wir sehr aufrecht und selbstbewusst los.*
Wir schleichen unter Bäumen hindurch und schieben Geäst zur Seite.	*Wir beugen uns im Oberkörper und zwar indem wir in der Hüfte mit geradem Rücken nach vorne abknicken.* *Dabei wenden wir uns abwechselnd zur rechten und linken Seite, um mit nach außen gewendeten Handflächen die Äste von uns wegzuschieben.*

Wir robben auf dem Bauch.	*Wir machen eine Liegestütze und begeben uns in die Bauchlage. Wir versuchen, etwas vorwärtszurobben.*
Wir kriechen unter umgefallenen Baumstämmen hindurch.	*Wir kriechen ein Stückchen auf Knien und Händen.* *Wenn wir den umgefallenen Baumstamm erreichen, knicken wir in den Ellbogen ein und kriechen ganz nah auf der Erde.*
Wir klettern über umgefallene Baumstämme hinweg.	*Schnell stehen wir wieder auf und ziehen abwechselnd die Knie ganz nah an den Bauch heran, so dass das Hohlkreuz verschwindet und wir das Balance-Halten üben.*
Wir beobachten im Liegen die spielende Tigerfamilie in der Ferne.	*In der Bauchlage heben wir den Kopf. Aus Daumen und Zeigefinger beider Hände formen wir Kreise, die wir als Fernglas vor unsere Augen halten. Dabei nehmen wir, um weiter sehen zu können, die Ellbogen vom Boden, so dass unsere Rückenmuskeln das Gewicht halten.* *Manche Tigerkinder springen rechts und links herum, so dass wir uns – immer noch auf dem Bauch liegend – nach rechts und links drehen müssen, um sie im Visier zu behalten.*

Wir robben wieder rückwärts, weil wir doch nicht auf die Tigerfamilie schießen wollen.

Wie oben bewegen wir uns ein Stück in der Bauchlage, diesmal rückwärts.

Wir treten den Heimweg auf einer kurvigen Strasse an.

Dazu wiederholen wir den aufrechten Gang mit dem geschulterten Gewehr – bei wenig Platz können wir auch auf der Stelle laufen.

Wir frühstücken zu Ende.

Um die Szene abzurunden und wieder in die Ruhe zu führen, endet die Geschichte im Schneidersitz.

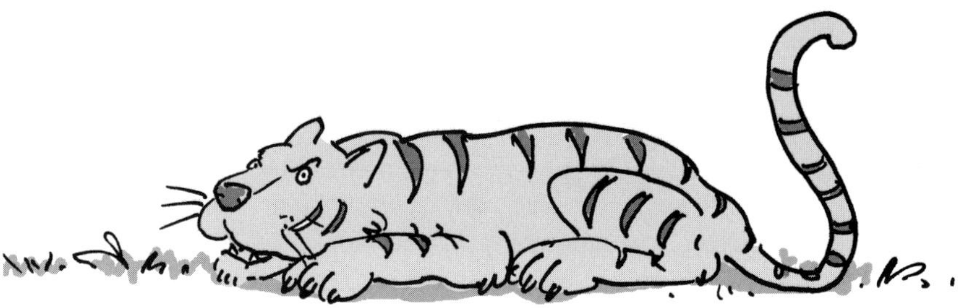

Dritte Methode: Bewegungslieder

Bewegungslieder verbinden Bewegung und Gesang in einem Tanz.

Unter Bewegungsliedern verstehe ich Lieder, (am besten selbst gesungen, mit Kassettenmusik oder mit Instrumentalbegleitung), zu denen mehrere Kinder oder auch Erwachsene im Kreis tanzen. Dabei werden Bewegung und Texte verbunden. Wir haben die Erfahrung gemacht, dass die Zeit oft knapp bemessen ist, wenn man im Takt bleiben will. So sind eher andeutende als weitausholende Bewegungen möglich. Zu Dehnungen und Streckungen bis zum Anschlagpunkt der Beweglichkeit ist meist, außer bei ganz langsamen Tänzen, zu wenig Raum und Zeit.

Tänze fördern durch Musik, Rhythmus und Atmung eine aufrechte Haltung.

Trotzdem sind Tänze haltungsfördernd, denn Musik und Rhythmus heben die Stimmung, und die meisten Menschen richten sich dabei ganz unwillkürlich auf. Bei Kreistänzen ziehen die Fliehkräfte nach außen, eine automatische Gegenbewegung zum Kreismittelpunkt resultiert in Aufrichtung des Körpers. Dazu kommt, dass man beim Tanzen tiefen und langen Atem braucht, der mit zusammengedrücktem Brustkorb nicht fließen kann. Deshalb ist Tanzen – in welcher Form auch immer, es muss ja nicht gleich Ballett sein – als Haltungsschulung zu empfehlen. Sie ergibt sich als kostenloser Nebeneffekt.

Viele praktische Beispiele können Sie bei den modernen Kinderliedermachern finden, die oft ihre Liedtexte mit Bewegungen veranschaulichen und damit die Aufmerksamkeit der Kinder fesseln wollen. An zwei Beispielen möchte ich zeigen, wie man bekannte Volkslieder in Bewegungssprache umsetzen kann und Sie ermuntern, doch auch einmal ein Ihnen vertrautes Lied mit Tanzbewegungen zu begleiten und damit etwas für Ihre Körperhaltung und die der mittanzenden Kinder und Freunde zu tun.

Froh zu sein bedarf es wenig

Volksweise

Kanon zu 4 Stimmen

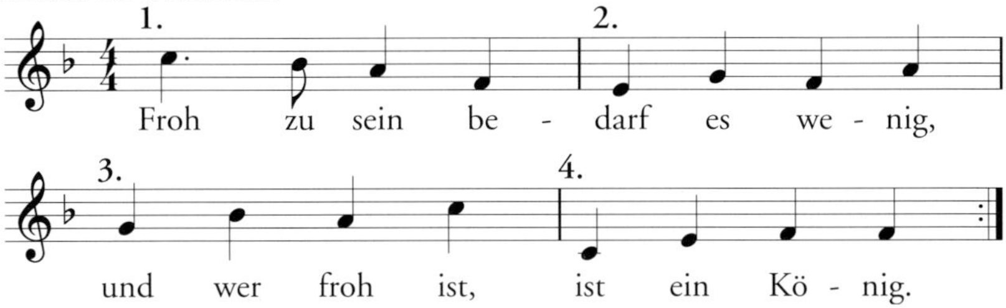

Froh zu sein

Im Stehen stützen wir die linke Hand in die Hüfte, drehen uns auf „Froh" im Oberkörper nach hinten rechts, während der ausgestreckte rechte Arm weit mitschwingt. Auf „sein" drehen wir uns mit dem linken nach hinten schwingenden Arm nach links hinten. Dabei wippen wir im Takt leicht mit den Knien.

bedarf es wenig,

Wir malen mit geschlossenen Knien im Takt am Platz eine Zickzacklinie von oben nach unten, wobei wir die ganze Zeit den geraden Rücken beibehalten. Dabei gehen wir leicht immer etwas tiefer in die Knie und „wedeln" mit dem Po. Wir formen mit beiden Händen eine möglichst kleine Schale vor dem Körper, um „wenig" anzudeuten.

und wer froh ist,

Wir wiederholen die Drehbewegungen von „Froh zu sein".

ist ein König.

Wir legen die Hände auf dem Rücken zusammen, verbeugen uns mit geradem Rücken bis in die Waagerechte nach vorne. Dann richten wir uns bei „Kö..." in die Senkrechte auf, halten beide Hände mit nach oben gestreckten Fingern als Krone seitlich an den Kopf und strecken bei „...nig" fröhlich die Arme weit nach oben außen.

Bruder Jakob

Kanon zu 4 Stimmen

Volksweise aus Frankreich

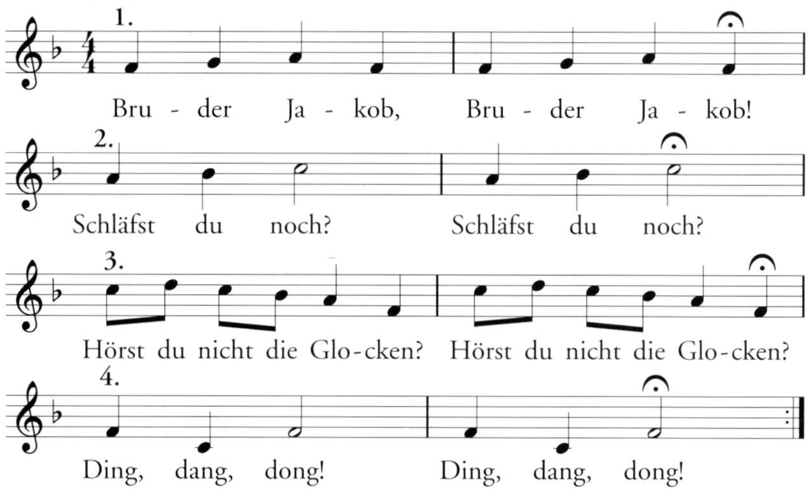
1.
Bru - der Ja - kob, Bru - der Ja - kob!
2.
Schläfst du noch? Schläfst du noch?
3.
Hörst du nicht die Glo-cken? Hörst du nicht die Glo-cken?
4.
Ding, dang, dong! Ding, dang, dong!

Bruder Jakob,[2]

Wir stehen mit gegrätschten Beinen, verlagern unser Gewicht ganz auf das rechte Bein und schwingen beide Arme nach rechts. Wir gucken auch nach rechts und tun so, als wollten wir mit beiden Händen jemanden an der Schulter wachrütteln.

Bruder Jakob!	*Die Füße bleiben stehen und wir machen dieselbe Schüttelbewegung zur linken Seite, indem wir das Gewicht verlagern und uns so weit wie möglich nach links lehnen.*
Schläfst du noch?	*Wir lassen die Füße immer noch an demselben Ort und neigen uns wie ein Bogen nach rechts. Dabei verlagern wir das Gewicht auf den linken Fuß und der rechte ist nur an der Zehenspitze aufgesetzt. Wir halten beide Handflächen aneinander und legen sie an die rechte Wange des seitlich gehaltenen Kopfes, als wären unsere Hände Kissen zum Schlafen.*
Schläfst du noch?	*Indem wir mit den aneinandergelegten Handflächen einen Halbkreis über unseren Kopf beschreiben, wechseln wir zur linken Wange über, während das Körpergewicht nun nach rechts verlagert wird.*
Hörst du nicht die Glocken?	*Beide Hände umfassen nun einander und werden zum Glockenschlegel, der aus Hüfthöhe in die tiefe Rumpfbeuge und von dort seitlich nach rechts schwingt und wieder zurück. Die Knie sind dabei locker und wir gucken dem Glockenschlegel nach und drehen uns dabei im Rücken mit.*

[2] Die Anrede „Bruder Jakob“ können wir an den Namen des Kindes angleichen und z.B. „Schwester Anna“ oder „Liebe Anna“ singen.

Hörst du nicht die Glocken?	*Der Bewegungsablauf von oben wird wiederholt*
Ding, dang, dong! (2×)	*Bei „ding, dang" strecken wir uns – immer noch mit gegrätschten Beinen und sich umfassenden Hände – auf die Zehenspitzen und lassen den Glockenschlegel nach oben weit schwingen. Bei „dong" schwingt er dann zwischen den gegrätschten Beinen locker nach unten und wir beugen uns mit lockeren Knien so tief es geht.*

Vierte Methode: Freispiel mit Bewegungsgeräten

Bieten Sie Ihrem Kind immer wieder Geräte an, die seinen natürlichen Bewegungsdrang fördern.

Ein ganz anderer Zugang zur Haltungsschulung ohne feste Bewegungsvorgaben entsteht, wenn wir den Kindern Bewegungsgeräte im Kinder-, Wohnzimmer oder Gruppenraum bereitstellen. Der Aufforderungscharakter von Bewegungsgeräten ist so stark, dass Kinder sich ihm kaum entziehen können. Wenn Kinder in einem Zimmer eine Schaukel, einen Gymnastikball oder eine Balancierscheibe vorfinden, geht's sofort ans Ausprobieren. Eine Sprossenwand oder ein Kletterbett stärken durch die Halteübungen die Rücken- und Schultermuskulatur. Ein Kriechtunnel animiert zum Krabbeln und übt damit ebenfalls die Schultermuskulatur, ohne dass viele Überredungskünste nötig sind. Eine Gymnastikmatte oder eine Springmatratze im Kinderzimmer fordern zu verschiedenen Bodenturnübungen heraus. Die in der Wohnung verteilten „Bewegungsstationen" absolvieren die Kinder von sich aus mit immer neuen, vielseitigen und phantasiereichen Rückenstärkungsprogrammen. Ich finde immer wieder faszinierend, wie die Kleinen die Geräte in ihre Fanta-

sierollenspiele einbauen. Das Balanciertau wird dann zur Hängebrücke über den reißenden Strom oder zum Seil einer Zirkus-Seiltänzerin.[3]
Interessant ist, dass jede Bewegungsart auch „eigene" psychische Aspekte hat, mit bestimmten Auswirkungen auf unser seelisch-geistiges Befinden. Mit Hilfe dieser Kenntnis kann man manchmal einem Kind das Bewegungsangebot besser anpassen.

Fünfte Methode: Spiele

Rückenstärkung fällt leicht, wenn sich ihre Motivation durch die Aufgabenstellung des Spiels von selbst ergibt. Ich hoffe mit meinen folgenden Vorschlägen diesem Ziel nahezukommen, und habe drei Spieltypen ausgewählt, bei denen der Konkurrenzgedanke nicht im Vordergrund steht, sondern auch kooperative Anteile enthalten sind:

Wählen Sie Spiele aus, die auch kooperative Anteile enthalten.

1. Staffeln (also Geschicklichkeitswettläufe zu mehreren, vor allem für draußen)
2. ein Brettspiel zu mehreren (im Zimmer)
3. Darstellungsspiele (für drinnen und draußen)

Staffeln und Bewegungsrundlauf

Das Grundmuster einer Staffel sieht so aus, dass zwei oder mehr Gruppen ab drei Spielern bestimmte Aufgaben so schnell wie möglich zu bewältigen haben. Alle Mannschaften beginnen gleichzeitig, aber innerhalb einer Mannschaft darf der zweite Spieler erst antreten, sobald der erste zurückgekehrt ist. Dadurch können geschick-

In einem Staffellauf lassen sich rückenstärkende Aufgaben sehr gut einbauen.

3 In meinem Buch „Komm, wir balancieren. Bewegungsmöglichkeiten im Kinderzimmer" habe ich eine ganze Reihe von solchen Bewegungsgeräten sortiert nach einigen grundlegenden Bewegungsarten wie balancieren, klettern, schaukeln, kriechen ... beschrieben.

tere Spieler Fehler oder Schwächen der ungeübteren wieder ausgleichen, dadurch – und auch durch das Anfeuern des gerade aktiven Spielers – entsteht Mannschaftsgeist.
Solch ein Spiel ist ideal geeignet, um rückenstärkende Aufgaben zu stellen! Hier einige Beispiele:

- in jeder Hand eine Zuckertüte haltend mit ausgestreckten Armen auf einer Linie balancieren
- zu einem Minitrampolin laufen, zehnmal hochhüpfen und wieder zurücklaufen
- aus der Rückenlage mit gestreckten Beinen den Oberkörper zehnmal hintereinander aufrichten, während ein Mitspieler die Füße festhält
- über einen Gymnastikball hechten und auf den Händen nach vorne laufen, während die Beine noch auf dem Ball aufliegen
- „Schubkarren" fahren, das heißt ein Spieler läuft mit geradem, nicht durchhängendem Rücken auf den Händen, während ein anderer seine Knöchel festhält und anhebt
- in der Rückenlage die gestreckten Beine zehnmal hoch- und runterbewegen

Einige Rückengymnastikübungen

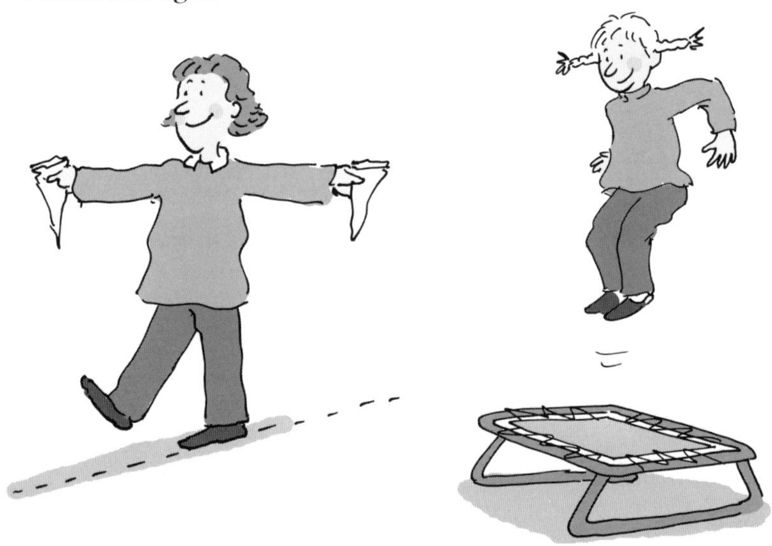

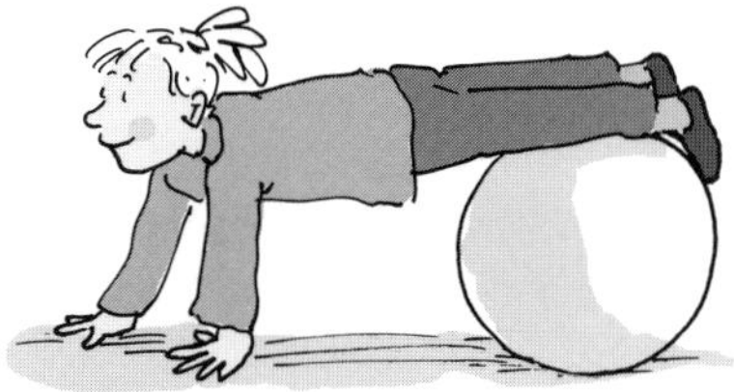

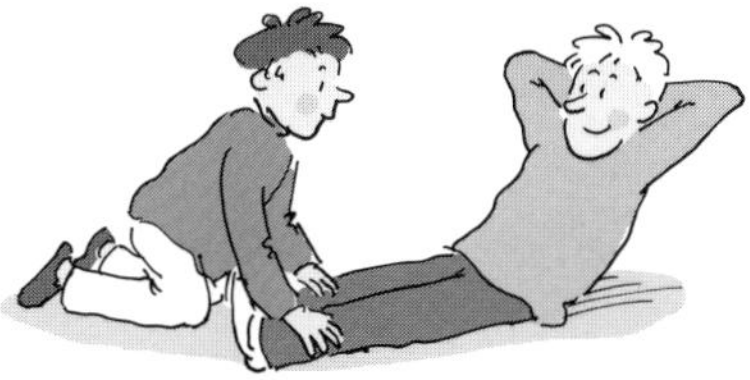

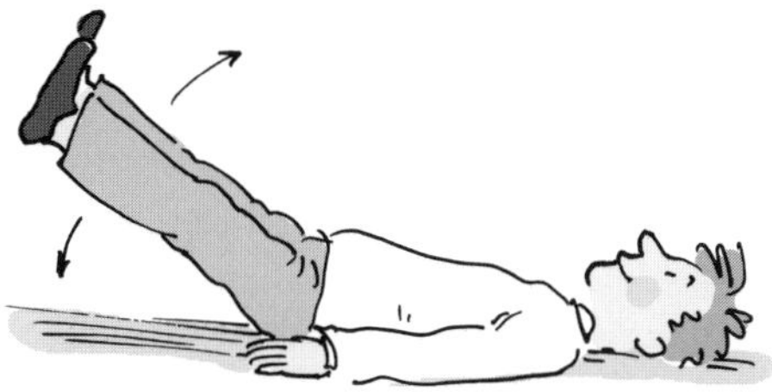

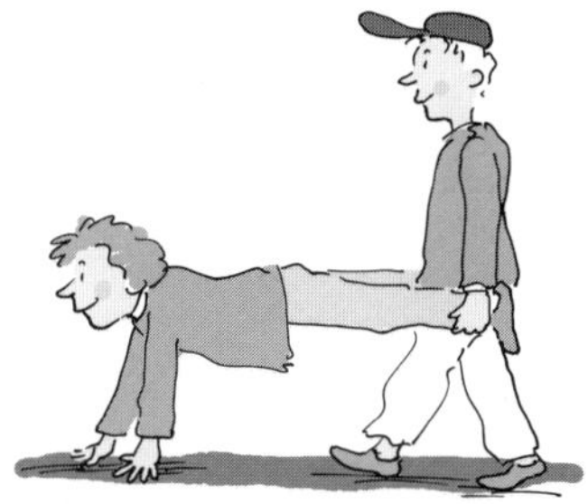

Sicher können Sie sich noch viele weitere Rückenübungen ausdenken –, wenn möglich in Gemeinschaft mit Ihren Kindern, angepasst an Ihre räumlichen Möglichkeiten und Ihre Ausstattung. Ein Kindergeburtstag oder ein Sommerfest im Kindergarten mit solch einer Einlage wird den Kindern lange in Erinnerung bleiben, zumal wenn die Anstrengung hinterher mit etwas Leckerem belohnt wird.

Bei einem Bewegungsrundlauf müssen die Teilnehmer verschiedene Stationen durchlaufen.

Auch Bewegungsrundläufe sind nicht nur etwas für Kindergartensommerfeste oder Turnhallen, sondern können in kleinerem Rahmen durchgeführt werden. Ein Rundlauf unterscheidet sich von einer Staffel weniger durch die Aufgabenstellungen als dadurch, dass mehrere Stationen ohne Zeit- und Reihenfolgenvorgaben aufgesucht werden können und dass jeder für sich allein und nicht als Mannschaftsmitglied spielt. Die Teilnehmer verteilen sich auf die einzelnen Stationen, und lösen ihre Aufgaben, um dann zur ihrer nächsten Station weiterzuwandern. Die erfolgreiche Lösung einer Aufgabe wird per Stempeldruck auf den Handrücken oder mit einem Aufkleber dokumentiert, und für diese Punkte darf man sich zum Schluss eine Belohnung abholen.

Brettspiele

Ein Brettspiel mit Bewegungseinlagen eignet sich sehr gut, die richtige Haltung zu üben.

Der Fantasie sind keine Grenzen gesetzt. Wie wär's, mit Ihrer Kindergruppe gemeinsam ein Brettspiel mit Bewegungseinlagen zu erfinden? Das ist eine lustige und lehrreiche Art, sich mit dem Rückenthema spielerisch auseinanderzusetzen, sowohl beim Herstellen als auch beim späteren Benutzen des Spiels, bei dem man dann automatisch die Inhalte wiederholt.
Ich will Ihnen an einem Beispiel zeigen, dass das viel Spaß machen kann. Ich habe das Spiel „Move it" genannt. Man lernt dabei nicht nur etwas über die Anzahl der verschiedenen Wirbelkörper, sondern auch etwas über lustige Bewegungsübungen, die verschiedene Körperbereiche trainieren. Es handelt sich um Isolationsübungen, bei denen ein jeweils benannter Körperteil, der mit der Wirbelsäule zusammenhängt, isoliert benutzt werden soll.
Diese Erfahrung differenziert das Körperbild. Wer ein Anweisungskärtchen mit einer bestimmten Übung zieht, die er vorführen soll, übt sich zugleich in „öffentlicher Selbstdarstellung" und stärkt dadurch sein Selbstvertrauen. Wir sollten alle lernen, einen Mitmenschen nicht auszulachen, auch wenn einige seiner Bewegungen komisch aussehen mögen.
Bei der zweiten Variante in Form eines Mannschaftsspiels kommt es nicht nur auf die genaue Ausführung der Übungen an, sondern auch auf gutes gegenseitiges Beobachten und gegenseitige Unterstützung.
Auf den folgenden Seiten finden Sie die Kopiervorlagen für die Spielkärtchen. Den Spielplan finden Sie als Faltblatt auf der Rückseite des Buches eingelegt.

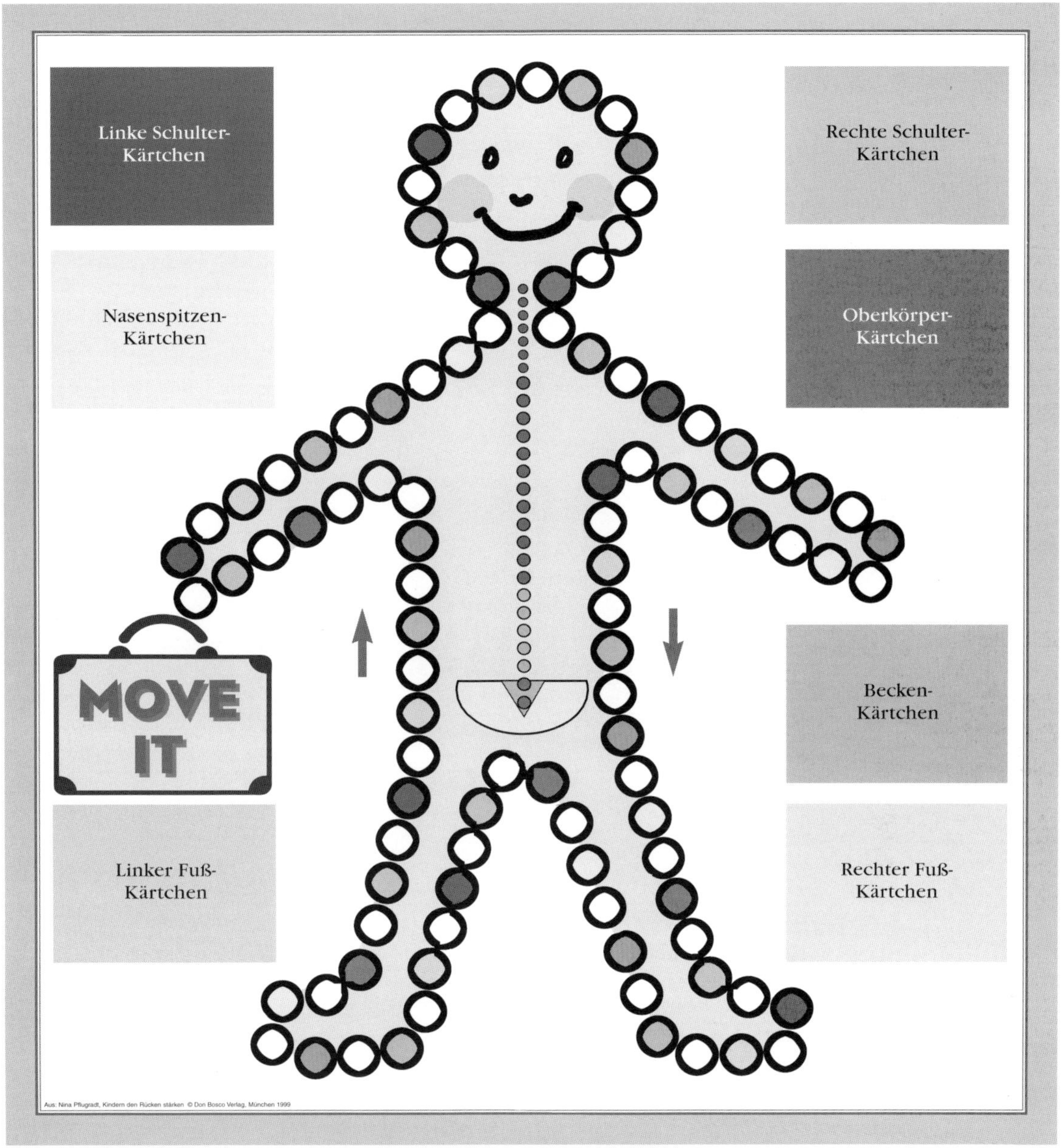
Linke Schulter-Kärtchen
Nasenspitzen-Kärtchen
MOVE IT
Linker Fuß-Kärtchen
Rechte Schulter-Kärtchen
Oberkörper-Kärtchen
Becken-Kärtchen
Rechter Fuß-Kärtchen

Wirbelsäulenkärtchen

Male mit deiner Nasenspitze,
mit deiner rechten Schulter,
mit deiner linken Schulter,
mit deinem Oberkörper,
mit deinem Becken,
mit deinem rechten Fuß,
mit deinem linken Fuß
einen **langen Stab**
von oben nach unten,
so groß und weit es geht!

2× rechts herum, 2× links herum

Male mit deiner Nasenspitze,
mit deiner rechten Schulter,
mit deiner linken Schulter,
mit deinem Oberkörper,
mit deinem Becken,
mit deinem rechten Fuß,
mit deinem linken Fuß
einen **langen Stab**
von rechts nach links,
so groß und weit es geht!

2× rechts herum, 2× links herum

Male mit deiner Nasenspitze,
mit deiner rechten Schulter,
mit deiner linken Schulter,
mit deinem Oberkörper,
mit deinem Becken,
mit deinem rechten Fuß,
mit deinem linken Fuß,
ein **Viereck**,
so groß und weit es geht!

2× rechts herum, 2× links herum

Male mit deiner Nasenspitze,
mit deiner rechten Schulter,
mit deiner linken Schulter,
mit deinem Oberkörper,
mit deinem Becken,
mit deinem rechten Fuß,
mit deinem linken Fuß
einen **Drachen**,
so groß und weit es geht!

2× rechts herum, 2× links herum

Male mit deiner Nasenspitze,
mit deiner rechten Schulter,
mit deiner linken Schulter,
mit deinem Oberkörper,
mit deinem Becken,
mit deinem rechten Fuß,
mit deinem linken Fuß
eine **Acht**,
so groß und weit es geht!

2× rechts herum, 2× links herum

Male mit deiner Nasenspitze,
mit deiner rechten Schulter,
mit deiner linken Schulter,
mit deinem Oberkörper,
mit deinem Becken,
mit deinem rechten Fuß,
mit deinem linken Fuß
eine **liegende Acht**,
so groß und weit es geht!

2× rechts herum, 2× links herum

Male mit deiner Nasenspitze,
mit deiner rechten Schulter,
mit deiner linken Schulter,
mit deinem Oberkörper,
mit deinem Becken,
mit deinem rechten Fuß,
mit deinem linken Fuß
einen **Kreis**,
so groß und weit es geht!

2× rechts herum, 2× links herum

Male mit deiner Nasenspitze,
mit deiner rechten Schulter,
mit deiner linken Schulter,
mit deinem Oberkörper,
mit deinem Becken,
mit deinem rechten Fuß,
mit deinem linken Fuß
eine **Blume**,
so groß und weit es geht!

2× rechts herum, 2× links herum

Male mit deiner Nasenspitze,
mit deiner rechten Schulter,
mit deiner linken Schulter,
mit deinem Oberkörper,
mit deinem Becken,
mit deinem rechten Fuß,
mit deinem linken Fuß
einen **Schmetterling**,
so groß und weit es geht!

2× rechts herum, 2× links herum

Male mit deiner Nasenspitze,
mit deiner rechten Schulter,
mit deiner linken Schulter,
mit deinem Oberkörper,
mit deinem Becken,
mit deinem rechten Fuß,
mit deinem linken Fuß
eine **Eieruhr**,
so groß und weit es geht!

2× rechts herum, 2× links herum

Male mit deiner Nasenspitze,
mit deiner rechten Schulter,
mit deiner linken Schulter,
mit deinem Oberkörper,
mit deinem Becken,
mit deinem rechten Fuß,
mit deinem linken Fuß
eine **Zickzacklinie**
von oben nach unten,
so groß und weit es geht!

2× rechts herum, 2× links herum

Male mit deiner Nasenspitze,
mit deiner rechten Schulter,
mit deiner linken Schulter,
mit deinem Oberkörper,
mit deinem Becken,
mit deinem rechten Fuß,
mit deinem linken Fuß
eine **Zickzacklinie**
von links nach rechts,
so groß und weit es geht!

2× rechts herum, 2× links herum

Male mit deiner Nasenspitze,
mit deiner rechten Schulter,
mit deiner linken Schulter,
mit deinem Oberkörper,
mit deinem Becken,
mit deinem rechten Fuß,
mit deinem linken Fuß
einen **langen Stab**
von oben nach unten,
so groß und weit es geht!

4× rechts herum, 4× links herum

Male mit deiner Nasenspitze,
mit deiner rechten Schulter,
mit deiner linken Schulter,
mit deinem Oberkörper,
mit deinem Becken,
mit deinem rechten Fuß,
mit deinem linken Fuß
einen **langen Stab**
von rechts nach links,
so groß und weit es geht!

4× rechts herum, 4× links herum

Male mit deiner Nasenspitze,
mit deiner rechten Schulter,
mit deiner linken Schulter,
mit deinem Oberkörper,
mit deinem Becken,
mit deinem rechten Fuß,
mit deinem linken Fuß,
ein **Viereck**,
so groß und weit es geht!

4× rechts herum, 4× links herum

Male mit deiner Nasenspitze,
mit deiner rechten Schulter,
mit deiner linken Schulter,
mit deinem Oberkörper,
mit deinem Becken,
mit deinem rechten Fuß,
mit deinem linken Fuß
einen **Drachen**,
so groß und weit es geht!

4× rechts herum, 4× links herum

Male mit deiner Nasenspitze,
mit deiner rechten Schulter,
mit deiner linken Schulter,
mit deinem Oberkörper,
mit deinem Becken,
mit deinem rechten Fuß,
mit deinem linken Fuß
eine **Acht**,
so groß und weit es geht!

4× rechts herum, 4× links herum

Male mit deiner Nasenspitze,
mit deiner rechten Schulter,
mit deiner linken Schulter,
mit deinem Oberkörper,
mit deinem Becken,
mit deinem rechten Fuß,
mit deinem linken Fuß
eine **liegende Acht**,
so groß und weit es geht!

4× rechts herum, 4× links herum

Male mit deiner Nasenspitze,
mit deiner rechten Schulter,
mit deiner linken Schulter,
mit deinem Oberkörper,
mit deinem Becken,
mit deinem rechten Fuß,
mit deinem linken Fuß
einen **Kreis**,
so groß und weit es geht!

4× rechts herum, 4× links herum

Male mit deiner Nasenspitze,
mit deiner rechten Schulter,
mit deiner linken Schulter,
mit deinem Oberkörper,
mit deinem Becken,
mit deinem rechten Fuß,
mit deinem linken Fuß
eine **Blume**,
so groß und weit es geht!

4× rechts herum, 4× links herum

Male mit deiner Nasenspitze,
mit deiner rechten Schulter,
mit deiner linken Schulter,
mit deinem Oberkörper,
mit deinem Becken,
mit deinem rechten Fuß,
mit deinem linken Fuß
einen **Schmetterling**,
so groß und weit es geht!

4× rechts herum, 4× links herum

Male mit deiner Nasenspitze,
mit deiner rechten Schulter,
mit deiner linken Schulter,
mit deinem Oberkörper,
mit deinem Becken,
mit deinem rechten Fuß,
mit deinem linken Fuß
eine **Eieruhr**,
so groß und weit es geht!

4× rechts herum, 4× links herum

Male mit deiner Nasenspitze,
mit deiner rechten Schulter,
mit deiner linken Schulter,
mit deinem Oberkörper,
mit deinem Becken,
mit deinem rechten Fuß,
mit deinem linken Fuß
eine **Zickzacklinie**
von oben nach unten,
so groß und weit es geht!

4× rechts herum, 4× links herum

Male mit deiner Nasenspitze,
mit deiner rechten Schulter,
mit deiner linken Schulter,
mit deinem Oberkörper,
mit deinem Becken,
mit deinem rechten Fuß,
mit deinem linken Fuß
eine **Zickzacklinie**
von links nach rechts,
so groß und weit es geht!

4× rechts herum, 4× links herum

Zusatzaufgabenkärtchen

Hüpfe 5 × auf der Stelle	Gib deinem rechten Nachbarn ein beliebiges Wirbelsäulenkärtchen!
Gib deinem linken Nachbarn ein beliebiges Wirbelsäulenkärtchen!	Gib deinem rechten Nachbarn ein Wirbelsäulenkärtchen, das dieser sich wünscht!
Gib deinem linken Nachbarn ein Wirbelsäulenkärtchen, das dieser sich wünscht!	Gib demjenigen Mitspieler der am wenigsten Wirbelsäulenkärtchen hat, eines von deinen, und zwar eins, das dieser wünscht.

Gib demjenigen Mitspieler der am wenigsten Bewegungskärtchen hat, zwei von deinen, und zwar solche, die dieser sich wünscht!	Springe einmal in die Luft so hoch du kannst!
Dreh dich 5 × um dich selbst wie ein Kreisel!	Mache 5 Kniebeugen!
Mache dich einmal ganz klein und einmal ganz groß!	Setze die nächste Runde aus!

„Move it“ – Spielregel I

Spielvorbereitung

Die Wirbelsäulenkärtchen existieren doppelt: einmal mit der Aufgabe, die Bewegung 2× und einmal sie 4× auszuführen. Jede Vorlage muss siebenmal kopiert werden, und zwar je einmal in jeder der sieben unten erwähnten Farben – wenn möglich auf dickeres Papier.

1) die Nasenspitzen-Kärtchen (Halswirbelsäule): gelb
2) die rechte-Schulter-Kärtchen: türkis
3) die linke-Schulter-Kärtchen: dunkelblau
4) die Oberkörper-Kärtchen (Brustwirbelsäule): pink
5) die Becken-Kärtchen (Lendenwirbelsäule): orange
6) die rechter-Fuß-Kärtchen: hellgrün
7) die linker-Fuß-Kärtchen: lila

Zur Verdeutlichung der Bewegungsaufgabe unterstreicht man jeweils den betreffenden Körperteil auf dem Kärtchen, also z.B. auf einem auf gelbes Papier kopierten Kärtchen das Wort Nasenspitze.
Es gibt auch eine Seite mit Zusatzaufgabenkärtchen, die man ebenfalls siebenmal kopieren muss, einmal in jeder der oben genannten Farben, bevor man sie auseinander schneidet.
Vielleicht können Sie den Spielplan auf eine passende Pappe aufkleben?
Jede Person braucht eine Spielfigur in einer eigenen Farbe. Die sieben Kärtchenhaufen in den sieben Farben werden auf dem entsprechenden „Kärtchen-Parkplatz“ verdeckt plaziert.
Außerdem braucht man zwei gleiche Münzen als „Plus-Steine“ und zwei andere gleiche Münzen als „Minus-Steine“, die aber zunächst am Rand liegen bleiben.

Zum Vorrücken auf dem Spielplan werden zwei Würfel benötigt.

Spielziel

Gewonnen hat, wer sich als erster eines von jeder der sieben Sorten Wirbelsäulenkärtchen erarbeitet hat, unabhängig davon, wie oft er dazu seinen Startpunkt überschreiten muss. Wenn man eine längere Spieldauer wünscht, kann man auch von jeder Wirbelsäulenkärtchen-Sorte zwei oder drei sammeln (müssen).

Spielverlauf

Das Spiel lässt sich mit mindestens zwei Personen spielen, mehr Spaß macht´s aber mit mehr Teilnehmern. Jeder setzt seine Spielfigur auf ein beliebiges weißes Spielfeld des Spielplans – möglichst gleichmäßig verteilt. Gewürfelt wird reihum im Uhrzeigersinn mit den zwei Würfeln zugleich. Entsprechend der gewürfelten Augenzahl beginnen die Spielfiguren einer nach dem anderen in Pfeilrichtung zu laufen. Nach jedem Würfeln kommt die Ausführungs-Phase: Die Anweisungen auf dem Feld, wo die Figur entsprechend der Augenanzahl des ersten Würfels „zwischenlandet" und auf demjenigen Feld, wo sie entsprechend der zusätzlichen Augenanzahl des zweiten Würfels endgültig stehenbleibt, müssen befolgt werden. Vom entsprechenden Kärtchenhäufchen zieht der Spieler dazu jeweils die oberste Karte. Er darf selbst entscheiden, welcher der beiden Würfel zuerst gezogen wird, und bestimmt damit, auf welchem Feld „zwischengelandet" wird. Wenn der Spieler zwei Anweisungen ausführen soll, kann er die eine einem beliebigen Mitspieler in Auftrag geben. Beide erhaltenen Karten darf er nun behalten. Ist es aber ein Zusatzaufgabenkärtchen, wird es einfach nach der Ausführung wieder unter den Kärtchen-Stapel geschoben. Bei einem Pasch sind alle aufgerufen, die Anweisungen des Würflers mitzumachen.
Immer wenn man eine Sechs gewürfelt hat, legt man zu einem beliebigen der Kärtchen-Häufchen eine Plus-Münze. Dies signalisiert, dass die auf dem Kärtchen angegebene Häufigkeitsangabe, zum Beispiel „2× rechts herum / 2× links herum" ab sofort beim nächsten Ziehen „3× rechts herum / 3× links herum" ausgeführt werden soll. Bei einer gewürfelten Eins legt man zu einem beliebigen Kärtchen-Häufchen eine Minus-Münze. Sie signalisiert, dass nun die Bewegung statt 2× nur 1× ausgeführt werden soll. Wenn alle zwei Plus- beziehungsweise Minus-Steine bereits bei den Kärtchen-Häufchen

liegen, darf der Spieler mit der gewürfelten Eins oder Sechs einen davon verschieben.
Wenn man nun aber zwei gleichfarbige Wirbelsäulen-Kärtchen erobert hat, von denen man ja nur eines braucht, darf man sie gegen ein beliebiges Wirbelsäulen-Kärtchen aus dem Vorrat tauschen, das einem noch fehlt. Wenn man zum Beispiel drei Nasenspitzen-Kärtchen, also zwei zuviel hat, aber einem ein Oberkörper-Kärtchen fehlt, darf man sie eintauschen: man legt die überzähligen zwei Kärtchen auf den entsprechenden „Kärtchen-Parkplatz" auf dem Spielfeld zurück und nimmt vom „Oberkörper"-Kärtchenhaufen eine Karte. Getauscht werden kann immer nur 2 : 1.
Wenn man auf einem Feld landet oder zwischenlandet, auf dem bereits eine andere Figur steht, trifft man sich zur Unterhaltung und zieht dann kein Bewegungskärtchen, hat also diese Chance verspielt.

„Move it" – Spielregel II

Spielvorbereitung

Zu diesem Mannschaftsspiel bilden wir zwei oder mehr Mannschaften zu mindestens zwei Spielern: jede Mannschaft würfelt für sich zwölfmal. Die erhaltenen Augenzahlen werden gesammelt auf ein Blatt Papier als „Würfelpool" geschrieben. Alle diese Zahlen müssen im Spielverlauf verbraucht werden, aber jede Mannschaft kann dies in mehr oder weniger geschickter Reihenfolge tun.
Die Vorbereitung von Spielplan und Anweisungskärtchen ist dieselbe wie in Spielregel I.
Jede Mannschaft setzt ihre Mannschafts-Spielfigur auf ein beliebiges weißes Feld des Spielplans.

Spielziel

Jede Mannschaft soll von jeder Farbe, also jedem Typ an Wirbelsäulenkärtchen je nach gewünschter Spiellänge ein bis drei Kärtchen erobern.

Spielverlauf

Der erste Spieler der beginnenden Mannschaft wählt aus dem Würfelpool zwei Punktzahlen aus und läuft dementsprechend mit der Mannschaftsfigur. Er zieht die nach dem ersten und nach dem zweiten Wurf angezeigten Anweisungskärtchen entsprechend den Farben der zwei erreichten Spielfelder – also höchstens zwei Anweisungskärtchen pro Zug. Ohne dass die anderen seiner Mannschaft die Bewegungsaufgabe lesen können, macht er sie so deutlich wie möglich vor, denn die anderen Mitglieder seiner Gruppe sollen die Bewegungsform anhand seiner Ausführung erraten. Zeigt der Mitspieler nun einen Drachen oder einen Schmetterling? Wird richtig geraten, darf die Gruppe das Kärtchen zu ihren Eroberungen legen. Das ist sowohl ein Verdienst des geschickten Vormachers als auch des gut beobachtenden Raters. Wird ein Zusatzaufgaben-Kärtchen gezogen, gibt es keine Chance zu einer Wirbelsäulenkarte, und die Mannschaft soll gemeinsam die Anweisung ausführen. Wird das Wirbelsäulenkärtchen nicht von den anderen Gruppenmitgliedern erraten, bekommt die gegnerische Gruppe eine Rategelegenheit und kann eventuell das Kärtchen erhalten.

Darstellungsspiele

Rollenspiele sind nicht nur gut für die Körperhaltung, sie stärken auch das Selbstbewusstsein.

Zu verfeinertem Körperbewusstsein und einer Vielfalt an Körperhaltungen können auch Darstellungsspiele hinführen, ob als improvisiertes Rollenspiel der Kinder mit- und füreinander oder als einstudiertes Theaterstück, das vor Zuschauern aufgeführt wird. In beiden Fällen ergibt sich einfach aus der Rolle, ob ein Kind als Bettler, Hexe oder Dieb mit gebeugtem Rücken auftritt oder als Ritter, Prinzessin, Zauberer, König mit betont aufrechtem Rücken. Eine gut ausgestattete Verkleidungskiste mit vielen alten Kleidungsstücken aus der Familie und diversen Kopfbedeckungen, die eine Rolle oft mit wenig Aufwand besonders gut kennzeichnen, kann die Motivation zu Darstellungsspielen erhöhen. Dies ist auch ein gutes Übungsfeld für das Selbstbewusstsein, denn indem die Kinder in fremde Rollen schlüpfen und damit deren Haltungen kennenlernen, lernen sie etwas über sich selbst. Außerdem ergibt sich dabei die Chance, mehr oder weniger öffentlich aufzutreten und dabei Anerkennung zu ernten.

Sechste Methode: Vor-Bilder

Erwachsene sind aufgerufen, ihre Qualifikation als Vorbilder immer wieder zu überprüfen und zu korrigieren.

In diesem Abschnitt möchte ich noch einmal das Augenmerk auf die Vorbilder lenken, wie bereits im Abschnitt über das Beobachtungslernen. Vorbilder wirken zwar meist unspektakulär, aber beständig auf unser Unterbewusstsein. Wir bilden uns ein, wir hätten die Wahl, uns entsprechend dieser Modelle zu verhalten – oder auch nicht und fühlen uns nicht gezwungen, aber es gibt dennoch einen Sog, den Vorbildern zu folgen. Das gilt besonders, wenn diese Vorbild-Personen uns emotional etwas bedeuten und uns nahestehen. Kinder können sich die vielen Personen ihres sozialen Umfeldes nicht aussuchen. Ob negativ, ob positiv, sie sind von Vorbildern umgeben, und diese Rolle der Erwachsenen sollte nicht unterschätzt werden. Wir Erwachsenen sind deshalb aufgerufen, unsere Qualifikation als Vorbild auch immer wieder zu prüfen und uns gegebenenfalls zu korrigieren.

Fragen zum Ist-Zustand unserer Haltung:

Rückmeldung gibt jeder große Spiegel oder ein reflektierendes Schaufenster.

- Ich schaue mir zu ... wie gehe und stehe ich?
- Stolz, gerade, zufrieden, belastet, gebeugt, kraftlos – was daran ist vorübergehend, was zeigt Zeichen von Verfestigung?
- Strecke ich den Kopf, den Bauch oder das Gesäß aus der senkrechten Lot-Linie heraus?
- Wie ist meine Fußstellung?
- Wie ist meine Sitzhaltung?

Nach dieser Bestandsaufnahme geht es darum, sich klar zu machen, wie der Zielzustand aussehen sollte, um ihn dann Schritt für Schritt ohne Fanatismus, aber zielstrebig zu erarbeiten.

Grundregeln für die Haltung

Die erste Grundregel: „Haltung öfter wechseln!“

Unser Körper ist eigentlich für Bewegung „konstruiert“, und in einem ausreichend bewegten Körper funktionieren die physiologischen Vorgänge wie Kreislauf, Verdauung, Atmung am besten. Dann fühlen wir uns auch wohl, das kann man nach einer den Kräften angemessenen Belastung, einem ausführlichen Spaziergang, einem Tanz, einigen Schwimmrunden oder einer Radtour leicht spüren. Sehr vorteilhaft ist häufiger Wechsel der Körperhaltungen. Wer bettlägerig ist, weiß, wie mühsam langes Liegen sein kann. Nach einem langen Tag am Verkaufsstand oder am Schreibtisch mag niemand mehr stehen beziehungsweise sitzen, der Körper ruft förmlich nach Ausgleich. Bei Kindern sind die Phasen, in der sie in einer Haltung verharren können, deutlich kürzer als bei Erwachsenen. Dann heißt es: „Zappel doch nicht so! Sei doch nicht so nervös!“ Aber wohin mit der Bewegungsenergie, mit dem Bedürfnis nach Ausgleich? Leider erlaubt unsere Kultur oft nicht, unserem Körpergefühl entsprechend unsere Haltung zu wechseln, zum Beispiel auf einer weiten Autofahrt oder an einem langen Schultag. Trotz dieser äußeren Zwänge ist aber auch oft ungenutzter Bewegungsspielraum vorhanden. Kleine Pausen mit Entspannungs- und Dehnungsübungen wirken manchmal Wunder! Statt drei Stunden hintereinander am Computer-Bildschirm zu sitzen, lässt sich sicher einrichten, dass Sie dreimal eine Stunde arbeiten - mit jeweils fünf Minuten Pause dazwischen. Nach dem kategorischen Imperativ („Was du nicht willst, das man dir tu, das füg auch keinem andern zu!“) sollten wir unseren Kindern all die Haltungswechsel erlauben, die wir eigentlich gerne selbst machen möchten.

Die zweite Grundregel: „Gerader Rücken in (fast) jeder Lebenslage!“

Die alten Inder gingen davon aus, dass es eine Kraft im Menschen gibt, die beiderseits des Rückgrats fließt und deren Fluss nicht längere Zeit behindert und gewiss nicht geknickt werden sollte.

Die dritte Grundregel: „Für Ausgleich sorgen!“

Natürlich sind bei der Alltagsbewältigung vorübergehend ungünstige Haltungen nicht zu vermeiden. Ein halbwegs gesunder und flexibler Körper reagiert darauf mit dem Bedürfnis nach entsprechenden Ausgleichsbewegungen. Meistens vollzieht sich der Ausgleich ganz automatisch und unbewusst, manchmal muss man bewusst dafür sorgen und zwar besonders dann, wenn man sich über längere Zeit bestimmte ungute Haltungen – ob freiwillig oder gezwungen – angewöhnt hat. Die Gewohnheit verhindert dann, dass der Körper sein eigenes Bedürfnis nach Ausgleich wahrnimmt und ausdrückt.

Bewusste Strategien könnten so aussehen: nach der Schreibtischarbeit zum Beispiel Wäsche aufhängen, Holz hacken, schwimmen, in Maßen joggen usw. Meistens geht es darum, den Brustbereich zu dehnen, um den Atem wieder zu befreien. Sie haben sicher schon beobachtet, wie Katzen sich genüsslich strecken. Das tut auch unserer Wirbelsäule, unseren Gelenken und Muskeln gut! Man sollte sich mehrmals am Tag nach Belieben räkeln. Unser Körpergefühl teilt uns mit, welche Körperteile danach lechzen; man muss bloß ein wenig hinspüren.

Lassen Sie in ihrem Tagesablauf Platz für gymnastische Übungen.

Erfahrungsgemäß gelingt es nur wenigen Menschen, in ihrem Tagesablauf konsequent Platz für gymnastische Übungen zu lassen. Deshalb möchte ich empfehlen: Das Minimum alltäglicher bewusster Haltungskultur ist aufmerksames Unterscheiden – „Was trainiert, was zerstört“? Hilfreich ist dabei zu spüren, welche Bewegungen befriedigen, ja Freude erzeugen. Da spricht eine leise Stimme, die man nicht überhören sollte.

Was ist beim Sitzen zu beachten?

In unserer Kultur werden zum Sitzen meist Möbel benutzt. Hierbei unterscheidet man selbsttragendes Sitzen ohne Rückenlehne und angelehntes Sitzen. Klar, selbsttragend sitzt man auf der vorderen Stuhlkante, auf einem Hocker oder einem Sitzball. Die Oberschenkel sollen im Idealfall dabei gegrätscht sein, auch wenn sich das für vornehme Damen in Röcken nicht ziemt. Die Fußstellung ist V-förmig in

Verlängerung der Oberschenkellinien. Daraus folgt auf Grund der mechanischen Abhängigkeiten an der Wirbelsäule automatisch, dass sich der Kopf mit zurückgenommenem Kinn senkrecht über dem Becken befindet, dass das Brustbein angehoben und damit die Brust gedehnt, dass das Gesäß ein wenig nach hinten gestreckt ist und dass die Schultern locker nach hinten unten fallen. Die selbsttragende Haltung eignet sich für alle Aufgaben und Situationen, bei denen man sich konzentrieren muss: wie Schreiben, Nähen, Musizieren, Tastatur bedienen. Bei dieser Haltung ist der Oberkörper besonders beweglich, das zeigt sich, wenn man beim Sitzen ohne große Anstrengung etwas vom Boden aufhebt. Man beugt den Oberkörper einfach über die Hüfte abwärts oder seitwärts. Diese Beweglichkeit hilft sehr, das Gleichgewicht des Oberkörpers über dem Schwerpunkt zu halten.

Selbsttragendes Sitzen ist ideal für alle Aufgaben, die hohe Konzentration erfordern.

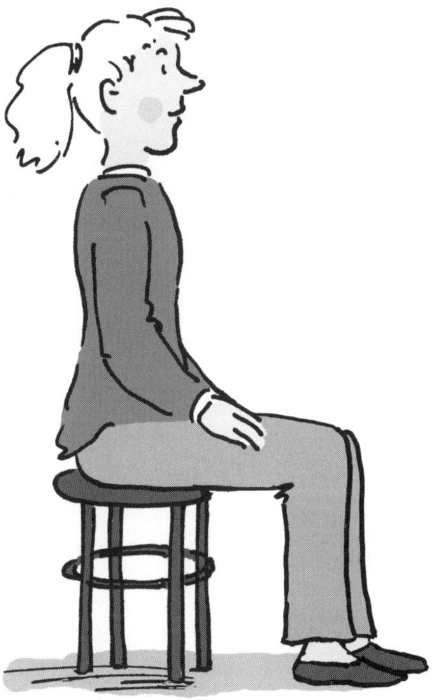

Selbsttragendes Sitzen

Viele Leute haben indes verlernt zu spüren, wo der Balancepunkt ist, in dem man sehr wenig Kraft zur Aufrichtung braucht. So fällt ihnen diese konzentrierte Haltung nach einiger Zeit und Mühe schwer und sie suchen nach äußerem Halt. Vor allem aus diesem Grund sind die meisten Sitzmöbel mit einer Rückenlehne ausgestattet. Wenn man sie schon in Anspruch nimmt, dann so, dass die Sitzhaltung auch mit dieser Stütze dem Ideal des „aufgerichteten Rückens im Gleichgewicht“ möglichst nahe kommt. Man sollte so weit wie möglich mit dem Gesäß auf der Sitzfläche nach hinten rutschen, eventuell mit einem Kissen im Lendenwirbelbereich zwischen Lehne und Rücken, das die Aufrichtung stützt.

Sitzen mit durchhängendem Rücken ist schädlich für die Wirbelsäule.

Nicht nachahmenswert ist aus meiner Sicht dauerndes unbalanciertes Sitzen, wie man es in der Schule aber auch zu Hause so oft sieht. Ein besonders krasses Beispiel sind jene gelangweilten Schüler, deren Gesäß nur auf der vorderen Stuhlkante aufliegt und deren Rücken im Schulterbereich angelehnt ist, was zu einem durchhängenden Rücken und entsprechend zu einem „Durchhänger“ im Lebensgefühl führen kann.

Nicht so

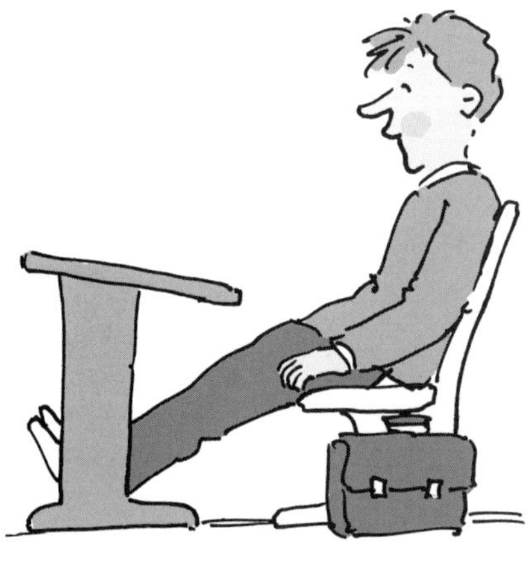

Sondern so

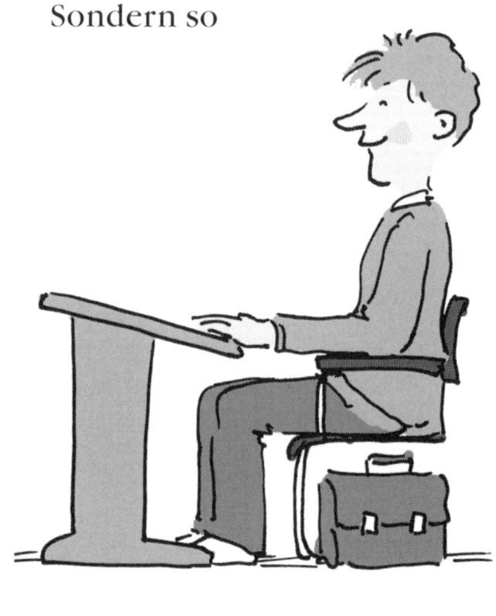

Nicht so

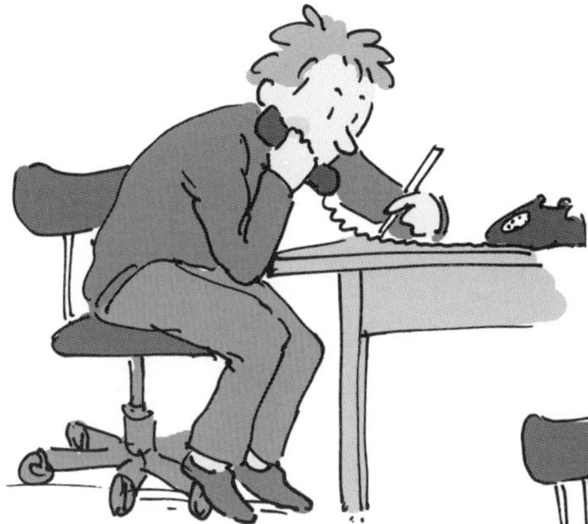

Sondern so

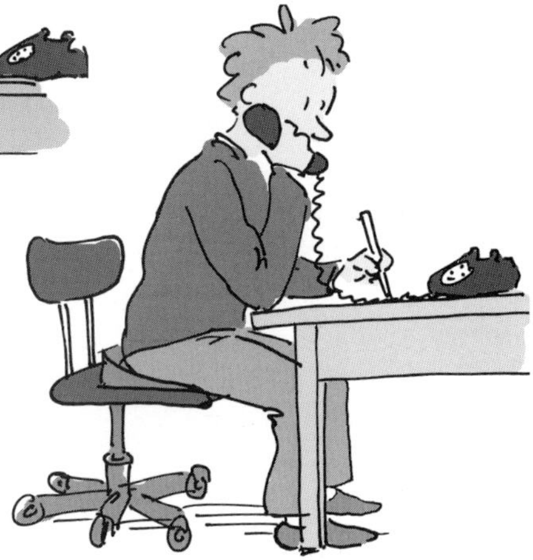

Nicht so

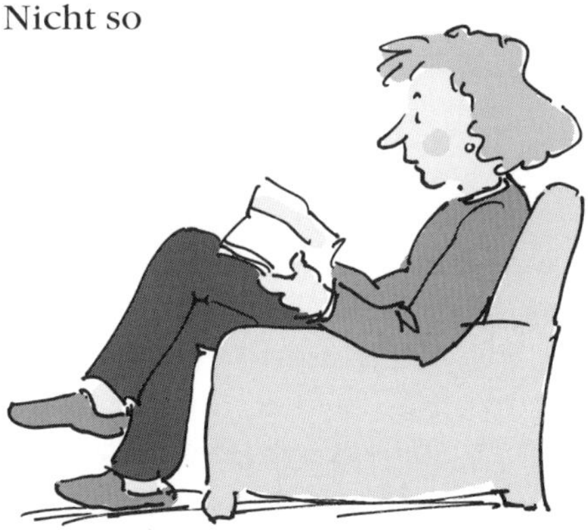

Sondern so

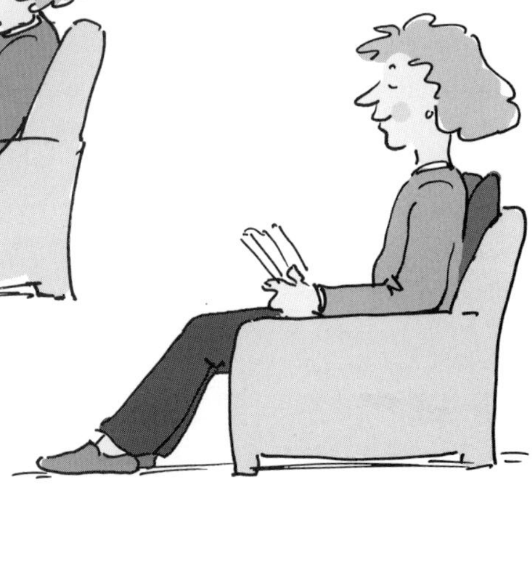

Nicht so

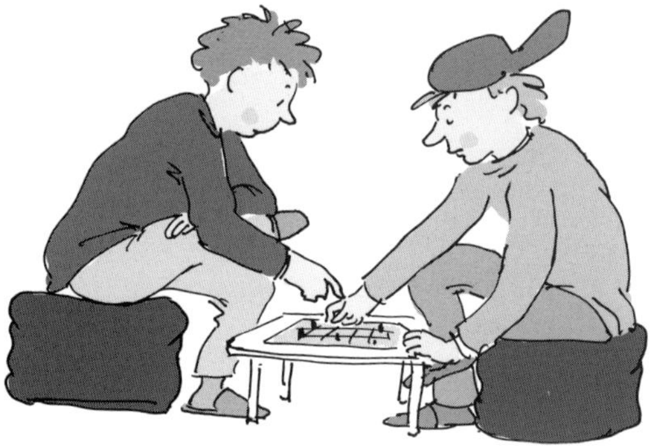

Sondern so

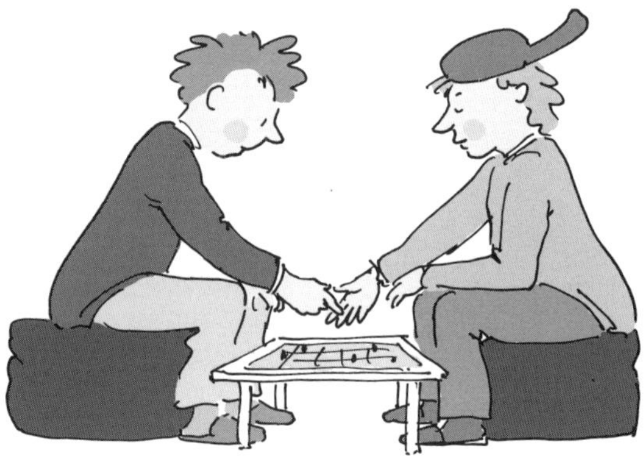

Wählen Sie Sitzmöbel nach Ihren individuellen Ansprüchen aus.

Sorgfältig durchdachte und gefertigte Sitzmöbel sind trotzdem in vielen Fällen hilfreich; Stühle mit waagerechter oder nach vorn abgeschrägter Sitzfläche, mit einem Sitzkeil, Kniestühle, Sitzbälle, Hocker, Stehstützstühle („Barhocker"), jede Form hat ihre Vorteile und man sollte individuell testen und entscheiden. Dabei ist aber darauf zu achten, dass die Fußsohlen stets guten Halt am Boden haben. Die Sitzhöhe sollte so einstellbar sein, dass die Unterarme locker aufliegen. Die Arbeitsfläche darf leicht zum Stuhl hin geneigt sein. Manche sitzenden Tätigkeiten lassen sich auch problemlos im Stehen durchführen, z.B. Telefonieren oder Schreiben am Stehpult.
Wir sollten aber bedenken, dass es auch natürliche, gesunde Sitzhaltungen gibt, die ohne Möbel auskommen. Man denke nur an die vie-

len Menschen in wirtschaftlich ärmeren Ländern, die noch nie einen modernen Bürostuhl gesehen haben, aber mit der besten Haltung und einem exzellent gesunden Rücken ihrer Wege gehen. Sie alle weisen darauf hin, dass die Motivation sich gerade zu halten nicht von künstlichen äußeren Hilfen abhängt, die sogar den Ausdruck der inneren Aufrichtungskräfte behindern können.

Ein interessantes Reservoir gesunder Sitzhaltungen findet sich im Hatha-Yoga und in entsprechenden Anweisungsammlungen anderer Übungswege. Da gibt es den vollen und den halben Lotussitz, den Heldensitz usw. Bei einiger Übung kann man in diesen Sitzhaltungen ganz ausgezeichnet balanciert sitzen.

Es gibt auch viele gesunde Sitzhaltungen, die ohne Möbel auskommen, z.B. der Lotussitz aus dem Hathayoga.

In Westeuropa kennen wir den Schneidersitz, die Hocke, den Strecksitz mit hinten abgestützten Armen, den Kniesitz, auch mit einem angewinkelten Knie, den gegrätschten Sitz auf dem Stuhl verkehrt herum, wobei man sich auf der Rückenlehne mit den Armen abstützt.

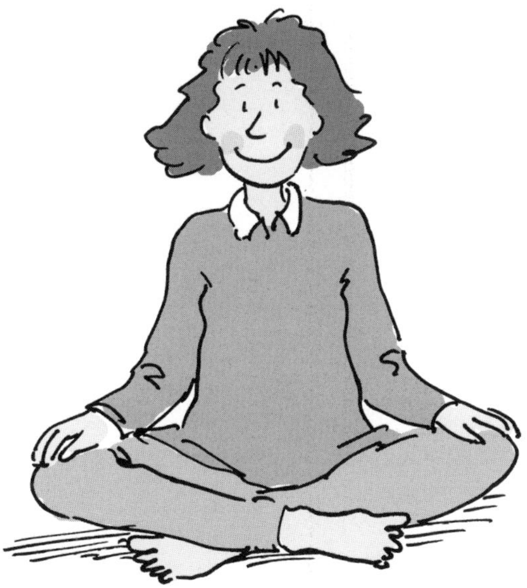

Zuhause könnten wir Europäer ruhig öfter den Boden als Aufenthaltsort wählen, so wie es viele naturverbundene Völker tun. Die Nähe von Mutter Erde macht tatsächlich ein wenig gelassener und auch demütiger. Vielleicht ist in dieser Hinsicht kein Zufall, dass gerade kleine Kinder, deren Ich-Entwicklung noch nicht weit fortgeschritten ist, gern am Boden spielen.
Beim Hausaufgabenmachen experimentieren die älteren Kinder oft mit alternativen Sitzhaltungen, die natürlich nicht nur den Boden, sondern auch die Sitzfläche der Stühle miteinbeziehen.

Richtiges Aufstehen: einen Fuß unter den Körperschwerpunkt ziehen und sich aus den Knien in den Stand drücken.

Zum Sitzen gehören auch das Hinsetzen und Aufstehen. Man sollte sich möglichst geräuscharm hinsetzen, um die Wirbelsäule zu schonen, die harte Stöße aufzufangen hat, wenn man sich allzu sehr in den Sitz fallen lässt. Beim Aufstehen kann man einen Fuß unter den Körperschwerpunkt ziehen und sich dann aus den Knien heraus in den Stand drücken; das ist relativ leicht und braucht kaum äußere Stütze durch Armlehnen oder andere Menschen.

Was ist beim Liegen zu beachten?

Gesundes Liegen: Wählen Sie eine feste Unterlage und polstern Sie die entstehenden Hohlräume ab.

Zum Darauf-Liegen empfehle ich eine relativ feste Unterlage, die das Gefühl eines sicheren, festen Halts vermittelt. Bei einer geeigneten Unterlage entstehen in der Rückenlage unter dem Körper drei „Brücken-Hohlräume“: unter dem Nacken, im Bereich der Lendenwirbelsäule und unter den Kniekehlen. Diese Hohlräume sollte man zum wirklich gesunden, weil entspannten Liegen jeweils durch eine nicht zu dicke Nackenrolle, ein kleines Kissen oder eine zusammengelegte Decke ausfüllen. Sehr entspannend für die Wirbelsäule ist auch die sogenannte Stufenlagerung, bei der die Unterschenkel auf mehreren aufeinander gelegten Kissen, einem Schaumstoffwürfel, einem Gymnastikball oder einem Stuhl ruhen, so dass die Oberschenkel nach oben weisen und die Knie rechtwinklig gebeugt sind. Diese Haltung führt darüber hinaus zu einer Entlastung und Entgiftung der Beine und entlastet den Kreislauf.

Die meisten Menschen liegen auch gern auf einer Seite. Gesunde Menschen wechseln ab und zu die Seiten, auf denen sie liegen. Manchmal wird die stabile Seitenlage als sehr angenehm empfunden, bei der das obere Bein abgewinkelt, etwas nach vorne über das untere Bein und an den Körper gezogen und eventuell mit einem Kissen unterstützt wird. Der untere Arm liegt gestreckt nach hinten. Diese Lage lässt Mund und Nase frei, die Wirbelsäule ist im Kopf-, Hals- und Brustbereich etwas nach hinten gebogen.

Wer gerne auf der Seite liegt, sollte ab und zu die Seite wechseln.

Die beste Methode des Aufstehens oder Hinlegens: man benutzt jeweils die Seitenlage und den Vierfüßlerstand um sich aufzurichten oder hinzulegen. Solche Feinheiten scheinen zwar in jungen Jahren nebensächlich, aber gute Bewegungsgewohnheiten werden früh angelegt.

Nicht so

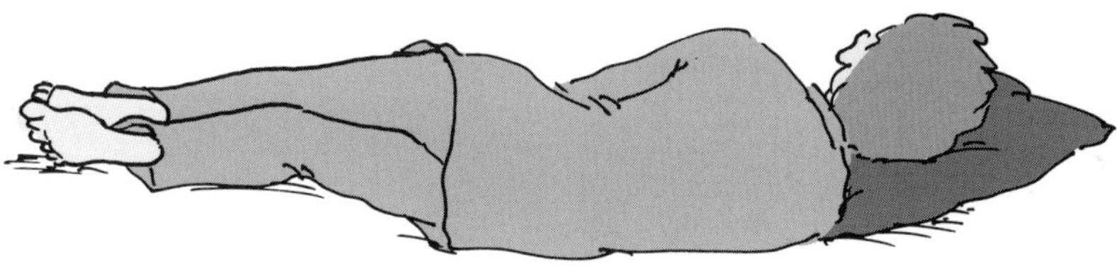

Sondern so

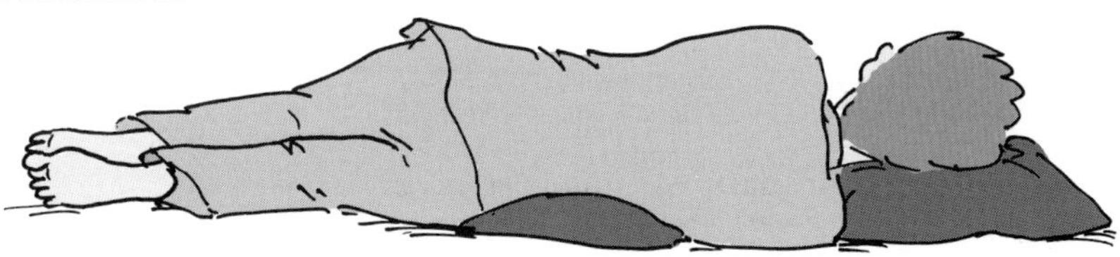

Nicht so

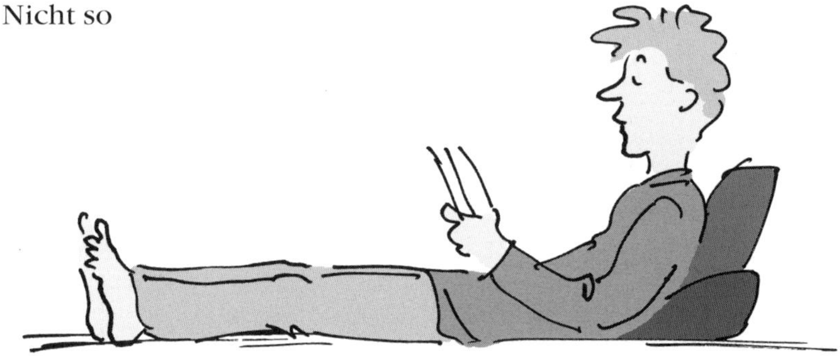

Sondern so

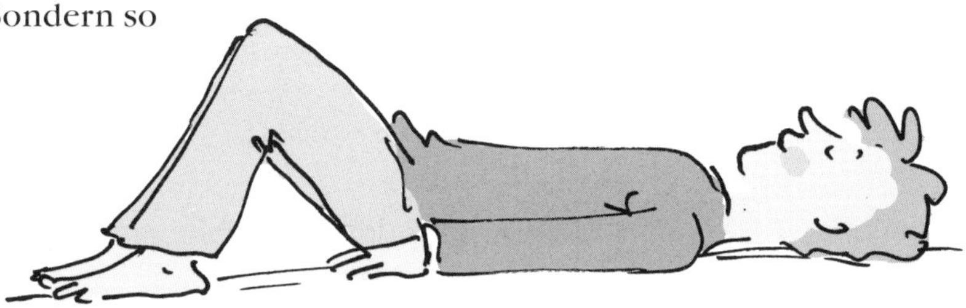

Am besten aber so

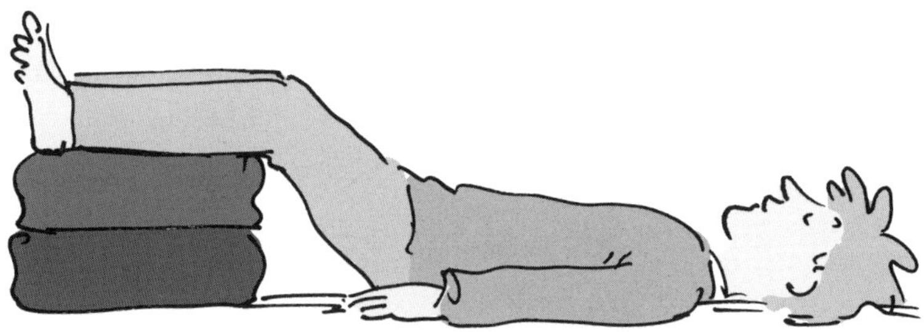

Was ist beim Stehen zu beachten?

Sicher und gut steht jemand, der seine Füße fast parallel aufstellt und der sein Gewicht gleichmäßig auf beide Fußsohlen verteilt. Das ist nicht mit jedem Schuhwerk möglich. So stellt sich die Frage, mit welchen Zielen und nach welchen Kriterien Schuhe gekauft werden; zweifellos gibt es die Aspekte der Gesundheit und der Standfestigkeit, aber auch der Schönheit und der Mode. Aus dieser Vielfalt entstehen zuweilen Zielkonflikte. Ein nettes Beispiel: Angeblich sind die Damenschuhe mit hohen Absätzen erfunden worden, damit die(se) Damen weniger Standfestigkeit und damit weniger Selbstvertrauen haben. Die Erfahrung zeigt jedenfalls, dass diese Art von Schuhen für eine gesunde Rückenhaltung nicht vorteilhaft sind, weil man sich tatsächlich kaum „mit dem Boden verwachsen" und dauernd etwas unsicher fühlt. Schnelles Laufen ist damit praktisch unmöglich.

Achten Sie bei Ihren Kindern auf bequeme Schuhe, die vor allem die Standfestigkeit unterstützen.

Nicht so

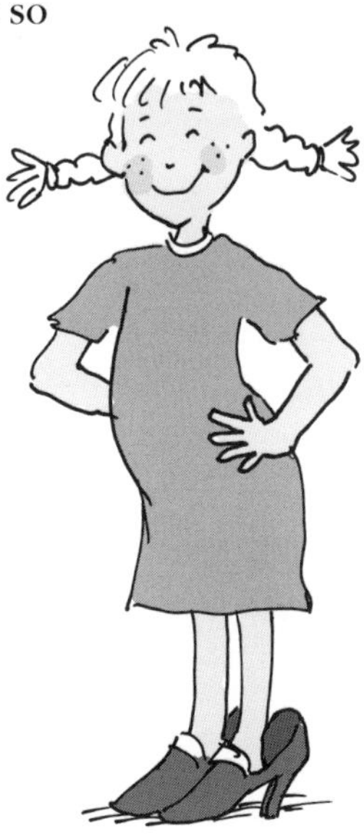

Sondern so

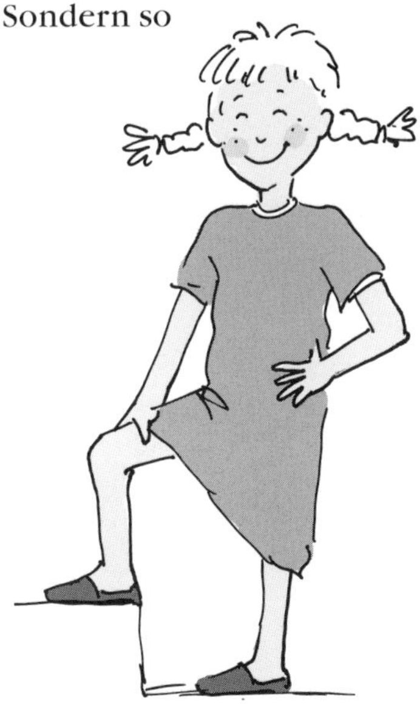

Beim idealen Stand sollten die Knie leicht geneigt sein, mit etwas Abstand zwischen den Füßen, denn mit durchgedrückten Kniekehlen ist die Beweglichkeit des Beckens behindert. Die Seeleute auf dem Deck eines Schiffes stehen ebenso in den Knien leicht federnd, um das Gleichgewicht durch Ausgleichsbewegungen halten zu können.

Heben Sie den Brustkorb und vermeiden Sie ein Hohlkreuz, so bleibt ausreichend Raum für die Bauchatmung.

Das Becken sollte etwas nach vorn gekippt sein, so dass ein ausgeprägtes Hohlkreuz vermieden wird. Das richtet den Brustkorb auf. Die Schultern fallen dann ganz von selbst locker nach hinten, der Bauch ist dann auch nicht gepresst, so dass der Raum für ausreichende Bauchatmung vorhanden ist. Wenn dann kein dicker Bauch nach vorne zieht, entsteht das Gefühl „Ich bin aufrecht. Ich halte stand. Ich bin in meiner Mitte."

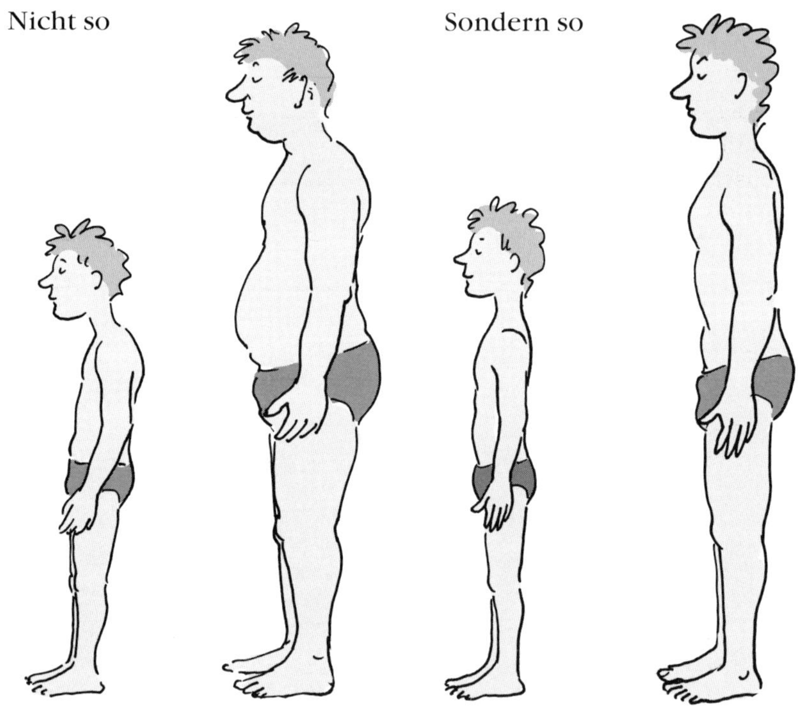

Aus eigener Erfahrung weiß ich, dass es mir leichter fällt längere Zeit zu stehen, wenn ich abwechselnd ein Bein auf einen Stuhl oder Ähnliches stellen kann, um dem Hohlkreuz entgegenzuwirken.
Es gibt für diese Fälle auch das sogenannte „dynamische Stehen", bei dem man für den Beobachter kaum merklich, aber für die Wirbelsäule entlastend, das Gewicht abwechselnd von rechts nach links verlagert. Hilfreich ist dabei, in Gedanken mit dem Becken-Mittelpunkt eine liegende Acht zu malen und leicht hin und her zu schwingen.

Was ist beim Gehen zu beachten?

Jeder Mensch hat seinen typischen Gang.

Auf die Weise, wie man selbst geht, Einfluss zu nehmen, ist erstaunlich schwierig, da dem lebenslang eingeschliffene Bewegungsmuster zugrunde liegen. Jeder hat seinen typischen Gang, der ihn schon von Weitem erkennbar macht.
Das Kriterium der „Anmut" – inzwischen ein altmodisches Wort – scheint für unsere Bewegungen nicht mehr zu gelten. Die meisten Menschen wollen möglichst schnell etwas erreichen, sich zielstrebig irgendwohin bewegen. Die innere Haltung, die sich darin ausdrückt, ist nicht prozessorientiert, sondern ergebnisorientiert; das heißt, die Aufmerksamkeit des Gehenden ist nicht auf die Gegenwart und auf den Vollzug der Handlung, sondern auf die Zukunft und auf das Ergebnis der Handlung gerichtet. Da ist es kein Wunder, dass so viele Leute buchstäblich und im übertragenen Sinne stolpern und fallen. Und um das zu vermeiden, fangen sie an vorsichtig zu schlurfen ...
Ganz anders, wer sich selbst beim Gehen zuschaut – Freude empfindet beim Schreiten! Er ist ganz im Augenblick, d.h. seine Augen (er)blicken, wo er ist und wie er geht. Wovor sollte er Angst haben? Er kann die Füsse heben und federnd abrollen, daraus resultiert ein lockerer, anmutiger Gang, bei dem Fußgelenke, Knie, Becken, Schultern und Arme leicht und wie von selbst mitschwingen. Ich denke, dass sogar unser Lebensgefühl ziemlich intensiv davon beeinflusst wird, ob wir schwerfällig oder beschwingt unserer (alltäglichen)

Wege gehen. Außerdem will mir scheinen, dass beim „anmutigen“ Gehen weniger wichtig ist, ob wir unsere Füße im orthopädisch optimalen Winkel aufsetzen, sondern vielmehr, mit welcher Einstellung wir sie setzen.

Was ist beim Hochheben und Absetzen von Gegenständen zu beachten?

Wenn wir einen Gegenstand hochheben, müssen wir gegen die Schwerkraft arbeiten. Je schwerer der Gegenstand ist, um so mehr belasten wir die Wirbelsäule beim Heben und um so wichtiger ist, dass wir die Aufgabe geschickt, ohne allzu großes Risiko für unsere Gesundheit lösen. Beim Vorbeugen ist es besser, die großen Hüftgelenke und die starke Beinmuskulatur zu belasten als die empfindlichen, relativ kleinen Wirbel- und Zwischenwirbelkörper. Beim belasteten runden Rücken nähern sich an der Wirbelvorderseite die Wirbel einander und der Druck konzentriert sich auf die vordere Hälfte einiger weniger Bandscheiben.
Beim Heben einer schweren Kiste sollte man sich deshalb besser breitbeinig hinstellen, mit der Last zwischen den Füßen. Man geht in die Knie (nicht ganz bis in die tiefe, gegrätschte Hocke) und neigt

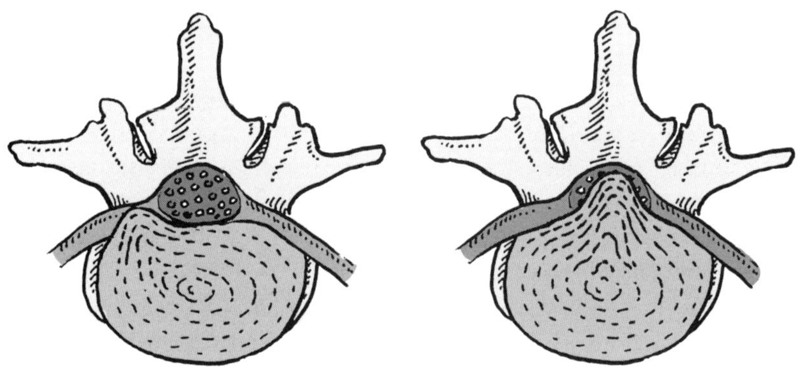

Zwei Wirbelkörper mit einseitig belasteter Bandscheibe

Nicht so

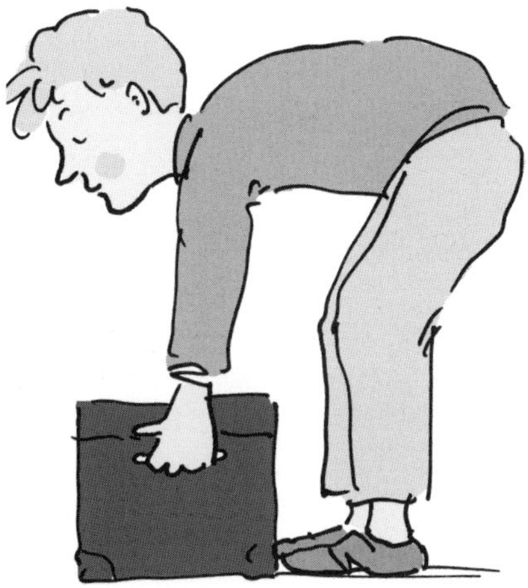

Sondern so

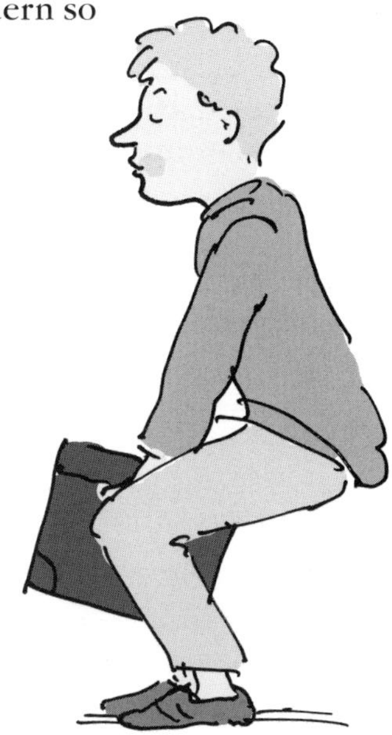

sich aus der Hüfte heraus mit weitgehend aufgerichtetem, geradem Rücken vor. Dann greift man zu, atmet ein und richtet sich anschließend mit der Kiste in den Händen unter Bauch- und Beckenboden-Spannung auf, während über die nur leicht geöffneten Lippen ausgeatmet wird. Die Kiste wird dicht am Körper nach oben geführt. Beim Vorneigen wird das Gesäß etwas nach hinten gestreckt, um die Balance zu halten.

Wichtig beim Anheben einer schweren Last: Gehen Sie in die Knie, achten Sie darauf, dass der Rücken gestreckt bleibt.

So lässt sich starker Druck auf Teile der Zwischenwirbelscheiben insbesondere in der empfindlichen Lendenwirbelsäule vermeiden, die beim „Aufrollen" unter Last zu Verletzungen führen könnten. Übrigens sind belastete Drehbewegungen in der Wirbelsäule noch viel gefährlicher als Rollbewegungen, wie mancher Hexenschussgeplagte zu erzählen weiß.

So können Erzieherinnen und Mütter auch verfahren, wenn sie die kleinen, aber doch schon schweren Kinder auf den Arm nehmen (müssen), was im Alltag häufig genug vorkommt: in die Hocke gehen, dem Kind in die Augen schauen, unter den Armen am Brustkorb anfassen und sich aus den Knien heraus hochdrücken, sozusagen wie eine Ziehharmonika.

Leichtere Dinge kann man hochheben, indem man einen Ausfallschritt nach vorn oder zur Seite macht.

Wenn man leichtere Dinge heben will, bietet sich der Ausfallschritt nach vorn oder zur Seite an, bei dem durch das Beugen des vorderen oder seitlichen Beines der Boden mit geradem Rücken erreichbar wird. Ein anderer, elegant aussehender Weg ist die Standwaage: Dabei hebt man ein Bein mehr oder weniger gestreckt nach hinten, während der Oberkörper mit geradem Rücken in der Hüfte nach vorne gekippt wird (hört sich gefährlich an? – ist's aber nicht!) Eventuell kann man dabei eine Hand aufstützen, um das Gleichgewicht zu halten. Wichtig ist, dass genug Platz vorhanden ist, um das Bein wirklich hinten hochschwingen zu können. Sonst liegt man natürlich unversehens auf der Nase. Die Standwaage ist auch deshalb eine elegante Methode, weil sie sehr wenig Kraft braucht und den Gleichgewichtssinn trainiert.

Wir können natürlich auch in die Hocke gehen, den einen Fuß hinter den anderen setzend, was sich besonders für Damen mit kurzen Röcken eignet.

Beim Absetzen einer Last führen Sie die Bewegungen in umgekehrter Reihenfolge aus.

Beim Absetzen einer Last sind die beschriebenen Bewegungsabläufe in Gegenrichtung auszuführen.

Am besten für den Rücken ist, wenn man einfach nicht so schwer hebt. Es gibt eigentlich so viele Möglichkeiten, sich das Leben im Sinn des Wortes leichter zu machen. In manchen alten Häusern gab es zum Beispiel Lastenaufzüge vom Vorratskeller zur Küche, in denen die Einmachgläser und sogar Kohlen für den Küchenherd hochgezogen werden konnten (gerader Rücken, ziehen statt tragen!).

Eine lustige Methode zum Hochheben kleiner Dinge kann man beim Barfuß-Laufen üben: man kann sie zwischen die Zehen klemmen und dann den ganzen Fuß heben, bis man mit der Hand zufasst. Kleine Späße erhalten die Freude an bewusster Haltung.

Vorgebeugt arbeiten

Auch beim Arbeiten in Vorbeuge gilt: den Rücken so gestreckt wie möglich halten.

Da unser Handlungsraum – bedingt durch die Anatomie unserer Arme und unseres Blickfeldes – meist im vorderen Halbkreis liegt, sind auch die Situationen in denen man sich nach vorne beugt im Alltag viel häufiger als die, in denen man sich zurücklehnt.
Es macht einen Unterschied, ob man sich tief zum Boden oder nur ein bisschen vorbeugen muss. Tief gebeugt arbeite ich, wenn ich die Badewanne putze, Unkraut jäte oder Kehrricht wegschaufele. Statt dies aber mit durchgedrückten Knien in der Rumpfbeuge zu tun,

Nicht so

Sondern so

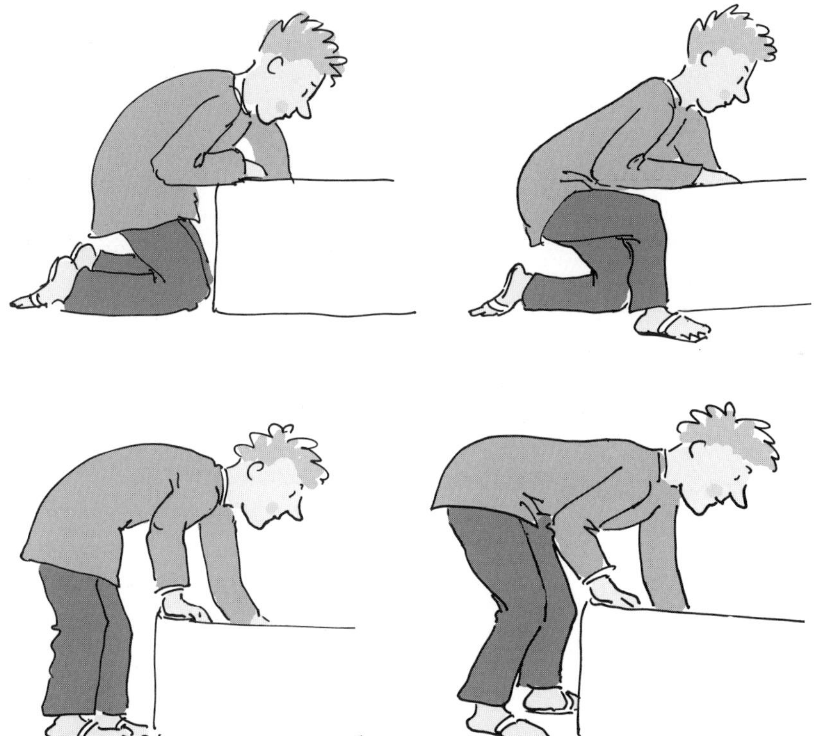

Nicht so

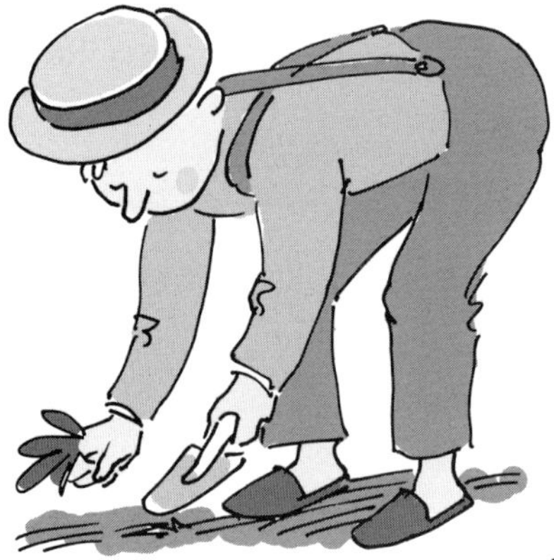

Sondern so

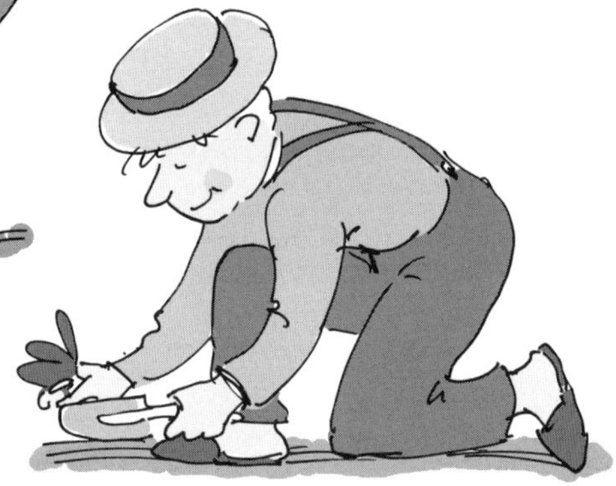

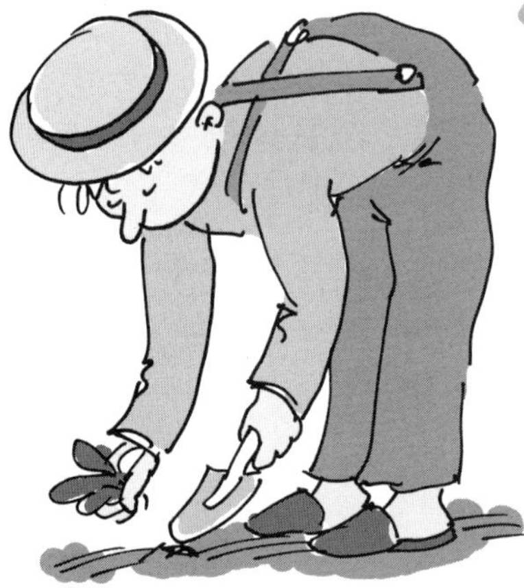

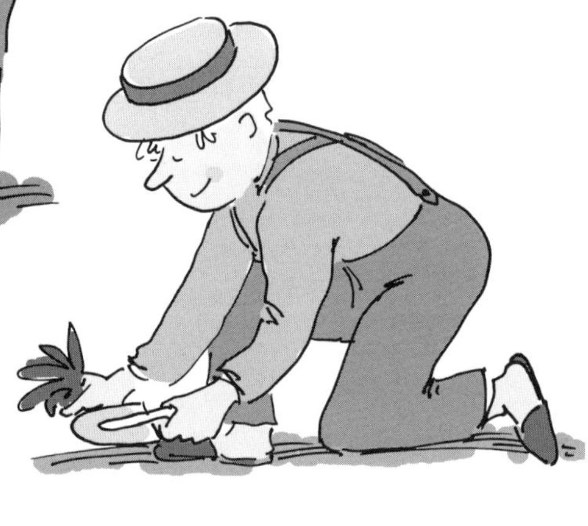

knie oder hocke ich mich mit offenen oder gegrätschten Oberschenkeln oder ich stütze mich mit einem Knie und bin mit dem anderen Knie in der Hocke. Entscheidend ist der gerade Rücken, dessen Haltekraft erhöht wird, wenn ich das Gesäß etwas nach hinten herausstrecke und die Schultern zurücknehme. Wenn ich also die Badewanne in der Hocke putze, ist das für meine Familie zwar ein etwas ungewohntes Bild, aber mir und meinem Rücken geht´s hinterher viel besser.
Leicht gebeugtes Arbeiten kann auf Dauer auch sehr anstrengend sein und zwar gerade für die Haltemuskulatur am Rücken ... beim Kochen, Staubsaugen, Sägen, Bügeln usw. Die beste Haltung ist in diesem Fall eine Schrittstellung, mit leicht gebeugten Knien, in der das Gesäß etwas nach hinten herausgeschoben ist. Dadurch beugt

Nicht so

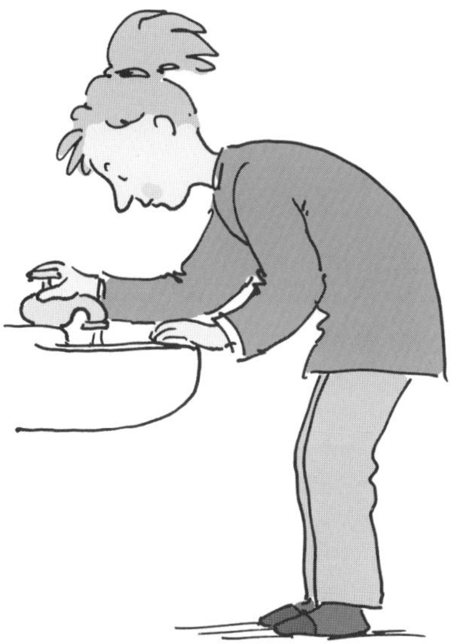

Sondern so

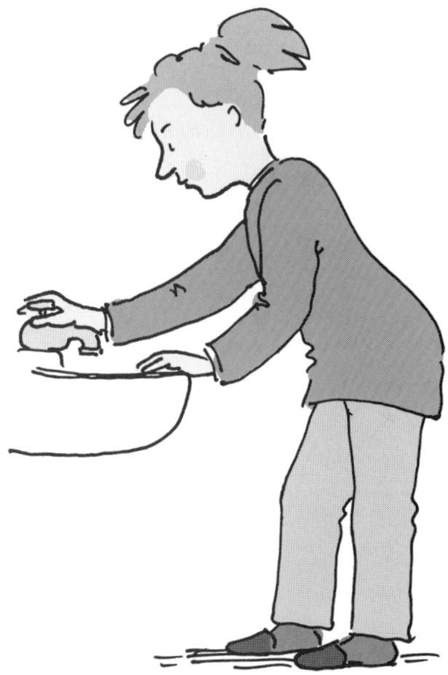

man sich aus der Hüfte heraus vor, wieder mit V-förmig gegrätschter Fußstellung. Manchmal kann man sich auch irgendwo anlehnen, das entlastet den Rücken.

Verbesserung der äußeren Arbeitsbedingungen.

Es ist immer sinnvoll zu prüfen, ob durch geeignete Gestaltung der äußeren Arbeitsbedingungen manche Belastungen reduzierbar sind:

- durch einen Tischaufsatz oder eine angepasste Küchen- oder Werkbank-Höhe lässt sich eine günstige Arbeitshöhe erreichen
- Steh-Stützhilfen entlasten gut bei Müdigkeit
- Abwechselnd auch im Sitzen arbeiten, zum Beispiel bügeln mit niedrig gestelltem Bügelbrett, sitzend auf dem auch zur Seite leicht beweglichen Gymnastikball
- ein Stehpult mit geneigter Arbeitsplatte basteln oder kaufen

Nicht so

Sondern so

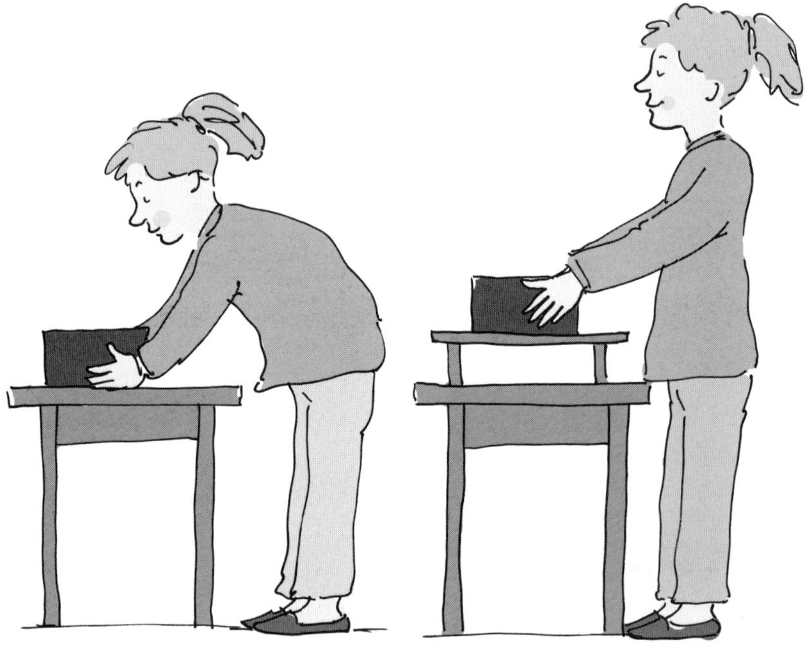

- Schrankinhalte so anordnen, dass häufig Benutztes sich in Oberkörperhöhe befindet
- ...

Was ist beim Tragen zu beachten?

Beim Tragen ist vor allem zu beachten, dass die Last körpernah gehalten (kleine Hebelkräfte, möglichst nahe am oder über dem Schwerpunkt) und möglichst auf beide Körperhälften gleichmäßig verteilt wird. Wenn ich rechts und links jeweils eine kleinere Gießkanne trage, schone ich meinen Rücken, erhalte ich meine Arbeitskraft und Gesundheit. Wenn ich sehr viel zu gießen habe, nehme ich eben zwei große Kannen.

Tragen Sie Lasten nahe am Körper und verteilen Sie sie gleichmäßig auf beide Körperhälften.

Nicht so

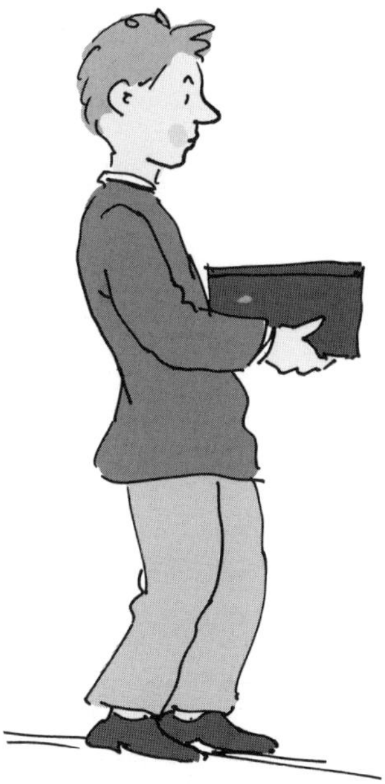

Sondern so

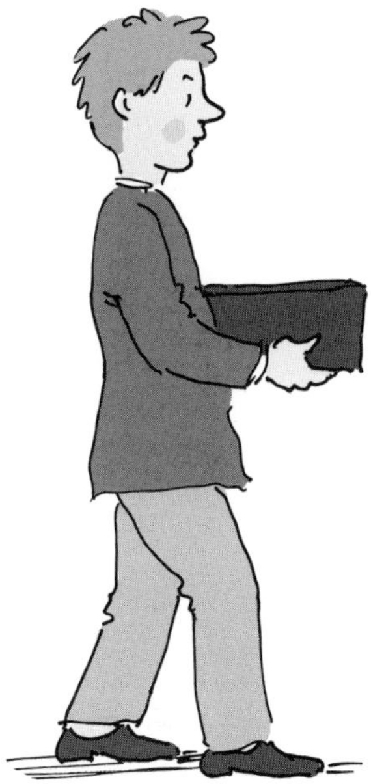

Nicht so

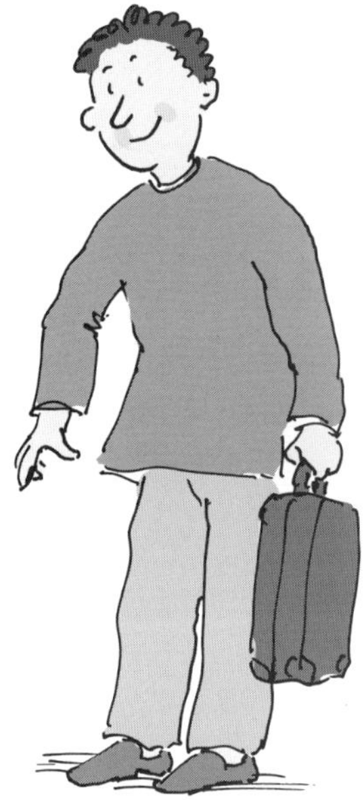

Sondern so

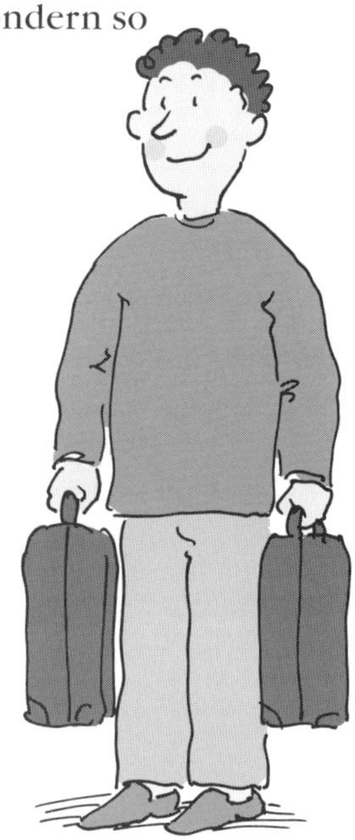

In Afrika und Asien ist es heute noch üblich, Gegenstände auf dem Kopf zu tragen – eine optimale Entlastung für die Wirbelsäule.

In Afrika und Asien tragen vor allem viele Frauen Wasserkrüge, Körbe mit Erde, Früchten oder Brot auf dem Kopf. Das ist eine sehr gesunde Form, Dinge von einem Ort zum anderen zu befördern. Die gepolsterten Kopftrageringe in unseren Heimatmuseen bezeugen, dass das früher auch bei uns üblich war – wir haben es nur vergessen, weil wir viele Lasten motorisiert oder auf Rädern bewegen.
Wenn man aber Dinge auf dem Kopf transportiert, werden die genannten Bedingungen ideal erfüllt und zusätzlich ist eine Art Überlastungssicherung eingebaut: was man nicht über den Kopf stemmen kann, sollte man eben nicht alleine herumschleppen. Das Gewicht lastet fast senkrecht über dem Schwerpunkt und das Gewicht ist auf beide Körperhälften gleichermaßen verteilt. Da man das Gewicht senkrecht nach oben stemmen muss, entsteht keinerlei Hemmung seitliche und kleine Dreh-Bewegungen betreffend, das ermöglicht den anmutigen Gang dieser Frauen.

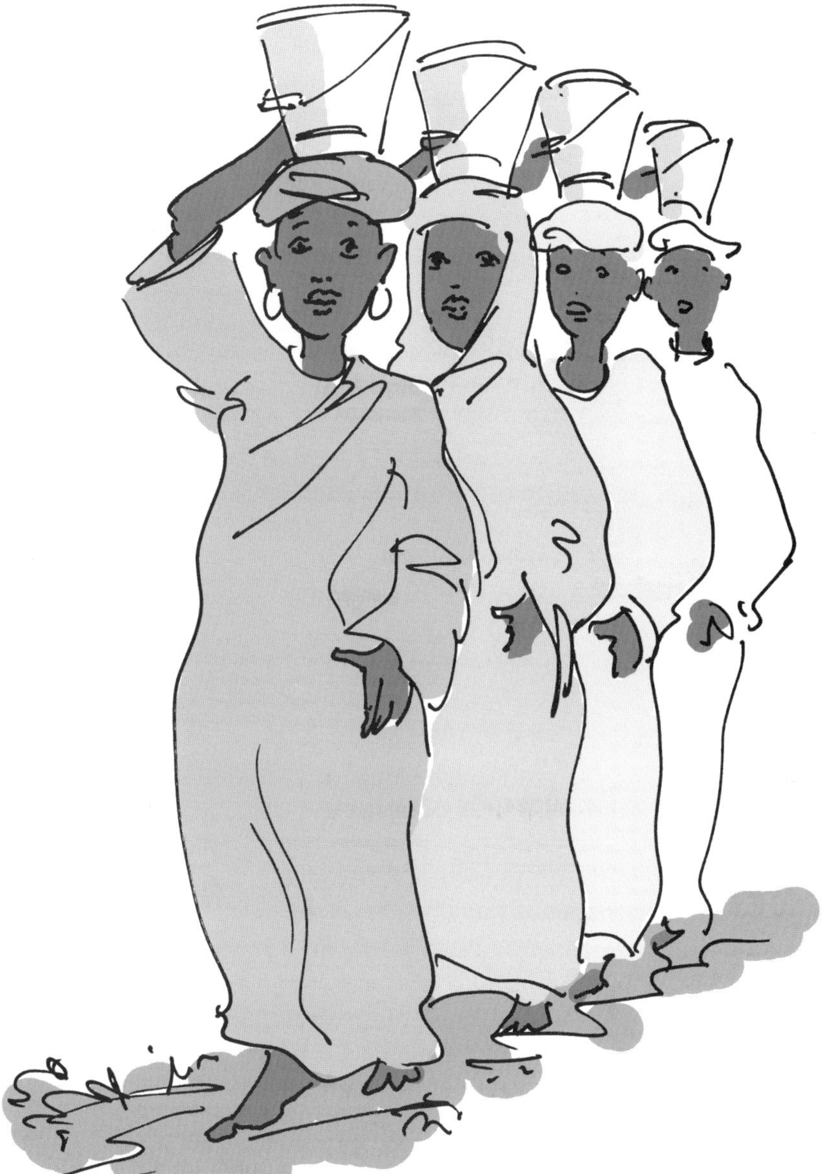

Leider ist diese Tragemethode bei uns zur Zeit nicht mehr in. Für die vielen rückengestressten Schulkinder wäre es aber hilfreich, wenn sie ihre (oft viel zu schweren) Schulranzen auf dem Kopf tragen müssten. Jedenfalls würde die „Kopftragemethode" zu einem ruhigeren Gang (Gleichgewicht halten!), damit zu mehr innerem Gleichgewicht, folglich zu friedlicherem Verhalten führen.
Weshalb wir meist schwere Dinge auf dem Rücken tragen, ist offensichtlich: die Armmuskulatur ist schwächer als die Rückenmuskulatur, zudem bleiben die Hände frei zum Festhalten (der Dinge oder des eigenen Körpers, siehe Bergsteigen) oder zum Arbeiten. Alle beteiligten Gelenke werden im Wesentlichen mit Druck und nicht mit Zug belastet, was zur Durchhaltekraft beiträgt.

Tragen Sie Ihr Baby in einem Tragetuch – das entlastet den Rücken.

In diesem Zusammenhang ist noch erwähnenswert, dass sich in den letzten Jahren Baby-Tragemethoden anderer Völker durchgesetzt haben. Eine gute Methode Haltungsproblemen vorzubeugen, die durch Herumschleppen der lieben Kleinen entstehen, ist die Verwendung eines Baby-Tragetuches. Es gibt auch Rückentragegestelle, aber die Tücher sind dem Körper von Mutter oder Vater und Kind besser angepasst. Sie sind relativ nachgiebig, was die Mikrobewegungen der Babys erleichtert, und es gibt keine Ecken und Kanten, was dem Rücken der Mutter oder des Vaters besser bekommt.

Was ist beim Herunterheben von Gegenständen zu beachten?

Wenn Sie die Arme hochheben, um einen höherliegenden Gegenstand zu ergreifen, drücken Sie die Schultern nach unten.

Für Leute, die oft aufwärts nach Gegenständen greifen (müssen), hier noch eine beachtenswerte Kleinigkeit: Man kann dabei oft beobachten, wie die Arme dem Gegenstand entgegengestreckt und die Schultern hochgezogen werden. Auf Dauer wird dadurch die Bildung eines Rundrückens unterstützt. Um dies zu vermeiden, sollte man, wenn irgend möglich, trotz der erhobenen Arme die Schultern nicht stark anheben, ja sogar ein wenig herunterdrücken.
Wenn Sie etwas Leichtes herunterholen, zum Beispiel Geschirr aus einem Oberschrank, und zum Halten nur einen Arm benötigen, können Sie sogar den unbenutzten Arm aus der Schulter heraus bewusst

nach hinten ziehen und haben damit eine rückenstärkende Übung in Ihren Alltag eingebaut. Der Schultergürtel dreht sich durch das Vorziehen der einen Schulter und das Zurücknehmen der anderen Schulter, bleibt aber in sich gerade.

Was ist zur Körper-Symmetrie zu beachten?

Zum Schluss noch ein Wort zur Symmetrie unseres Körpers, der ja in vielem spiegelbildlich aufgebaut ist: zwei Augen, Ohren, Hände, Füße ... In unserer Zeit leben wir aber in vieler Hinsicht so, als ob wir nur eine Körperhälfte hätten. Anstatt mit beiden Händen Wäsche zu wringen, drücken wir mit der rechten Hand auf den Einschaltknopf der Waschmaschine, anstatt mit beiden Händen Teig zu kneten, drücken wir mit der rechten Hand auf den Einschaltknopf des Mixers, und so weiter. Diese einseitige Beanspruchung schlägt sich auf die Dauer in einer seitlich verbogenen Wirbelsäule nieder (Skoliose). Gott sei Dank wird heutzutage die Linkshändigkeit nicht mehr explizit bestraft, wenn auch viele „Kulturgüter" Rechtshändigkeit voraussetzen.

Einseitige körperliche Belastung wirkt sich auch auf die jeweilige Gehirnhälfte aus.

Sie wissen vermutlich, dass wir Menschen zwei weder feinstrukturanatomisch noch funktional symmetrische Gehirnhälften haben. Die Körpermotorik und große Teile der Sensorik sind über Kreuz den Gehirnhälften zugeordnet: linke Gehirn- steuert rechte Körperhälfte und umgekehrt. Wenn eine Körperhälfte bevorzugt benutzt wird, ergibt sich ein Trainings- bzw. Belastungseffekt hauptsächlich für die zugeordnete Gehirnhälfte. Gefühle und Gedanken werden indes von beiden Hirnhälften gemeinsam wahrgenommen. Dabei spielt die Fähigkeit, wirklich symmetrisch und ausgewogen zu arbeiten, insbesondere gegenseitig kontrollierend wirken zu können, eine entscheidende Rolle. Bei einer „zurückgebliebenen" Gehirnhälfte sind „einseitige" Gedanken und unausgeglichene Gefühlsimpulse eigentlich nicht verwunderlich. So setzt sich unsere körperliche Einseitigkeit als Haltungsschwäche im übertragenen Sinn ins Emotionale und Mentale fort.

Nutzen Sie alltägliche Aufgaben und Verrichtungen, um Ihre andere Körperhälfte zu trainieren.

Wir können und sollen nicht in das Zeitalter der gelobten Handarbeit zurückkehren, aber wir können die Spielräume, die wir trotz allem noch haben, ausschöpfen. Da können zum Beispiel ganz kleine Dinge des Alltags das Bewusstsein für Gleichgewicht und „Gerechtigkeit" wecken und Kindern Vorbild sein. Ich gieße mit beiden Händen die Blumen, indem ich in jede Hand eine Gießkanne nehme und die rechtsliegenden Blumen mit der rechten und die linksliegenden mit der linken Hand gieße. Die Zähne der linken Kieferhälfte putze ich mit der Zahnbürste in der rechten Hand, wechsle dann die Zahnbürste in die andere Hand und putze die Zähne der rechten Kieferhälfte mit der linken Hand. Das wirkt zunächst ungewohnt, ist aber ein gutes Training zum Aufbrechen verkrusteter Bewegungs- und Bewusstseinsmuster. Sicher fallen Ihnen noch mehr Gelegenheiten ein, bei denen sie die nicht-dominante Hand, beziehungsweise Körperseite wieder trainieren und ganz ins Bewusstsein zurückholen könnten.

Regen Sie Ihr Kind dazu an, auch mal mit der nicht-dominanten Hand zu malen.

Viel Spaß macht den Kindern erfahrungsgemäß, wenn sie auch mit der nicht-dominanten Hand malen oder schreiben dürfen. Man muss dabei keineswegs befürchten, dass das Schreiben mit der dominanten Hand behindert würde, im Gegenteil: die Gesamtleistung des Gehirns wächst durch dies Training.

Modell auf Bildern

Mir ist bisher kein kindgerechtes Bilderbuch bekannt, das das Thema Rückenschule in ansprechender und spannender Weise aufgreift. Wie wäre es, wenn Sie mit Ihren Kindern zusammen eines schreiben würden? Beim Selbermachen lernt man bekanntlich am meisten!

Die drei Hauptpersonen könnten sein:

1. Lilli, die eine vorzügliche Haltung hat
2. Hildebert, der sich nach hinten überstreckt und ein Hohlkreuz hat
3. Pups, der, nach vorn gebeugt, einen Rundrücken hat.

Ihre Kinder haben bestimmt Ideen für eine lustige Handlung, und prompt befassen sie sich mit dem Thema Rücken.

Machen Sie Ihr Kind spielerisch mit dem Thema „Rücken" vertraut.

Es gibt auch viele andere Gelegenheiten, aufmerksam bei sich selbst und bei anderen Menschen die Haltung zu beobachten. Ein ganz einfacher Zugang sind die Zeitschriften. Sie enthalten viel Anschauungsmaterial, an dem man den Blick für die Haltung schulen kann. Setzen Sie sich doch mit Ihren Kindern zusammen und betrachten Sie die Idole, die Mannequins und Filmstars in Zeitschriften oder in Filmen unter dem Gesichtspunkt der Haltung. Es ist sehr beeindruckend, damit Bilder von Menschen aus der Dritten Welt zu vergleichen.

Zum guten Schluss

Die Beschäftigung mit Rücken und Haltung soll Ihnen und Ihren Kindern nicht zur Last fallen! Der Zweck dieses Buches war und ist, Ihre Aufmerksamkeit auf einen oft vernachlässigten Lebensbereich zu lenken, der bei rechter Beachtung und bewusster Unterstützung viel Lebenskraft und damit viel Freude freisetzen kann. Wenn Sie begonnen haben, Dankbarkeit für die treue und unspektakuläre Tragkraft Ihres Rückens zu empfinden, dafür, dass er Ihnen schon so lange bescheiden gedient hat, dann schaffen Sie selbst beste Voraussetzungen dafür, dass er dies hoffentlich noch lange und zuverlässig tun wird.

Bibliographie

- Pflugradt, Nina Corinna, „Komm, wir balancieren ...“, Bewegungsmöglichkeiten im Kinderzimmer, Siebenlinden Verlag, Neustetten 1999.
- Pflugradt, Nina Corinna, Im großen blauen Meer schwimmt allerhand umher ..., Gymnastikgedichte und -geschichten für Vorschulkinder, Siebenlinden Verlag, Neustetten 1995.

Entspannungsmethoden für Kinder

Elisabeth Bobinger

Eutonie – Kinder finden zu sich selbst

Anleitungen und Übungen zur Entfaltung der schöpferischen Kräfte

„Eutonie ist, wenn man sich gut fühlt!“ So wie ein Instrument gestimmt werden muss und erst bei der richtigen Spannung der Saiten schöne Musik erklingt, können Kinder mit Hilfe eutonischer Übungen auch den eigenen Körper einstimmen. Denn: Eutonie vermittelt elementare Sinnes- und Körpererfahrungen, die Kindern helfen, die richtige Spannung und einen festen Standpunkt im Leben zu finden.
Elisabeth Bobinger erklärt, was Eutonie ist, welche Chancen sie für die pädagogische Arbeit mit Kindern birgt und stellt praktische Übungen zum Einstieg und ausführliche Projektideen vor.

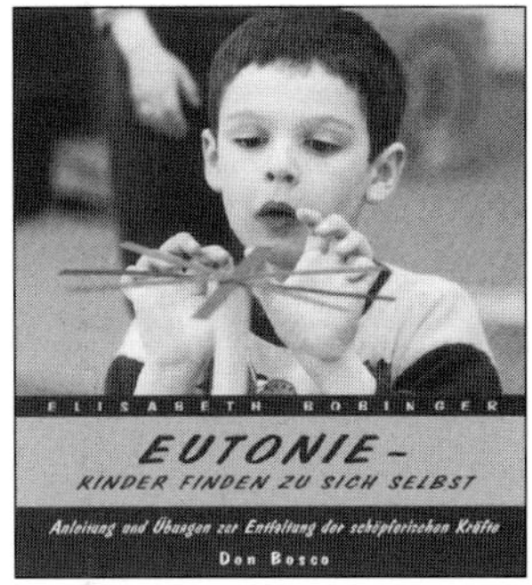

132 Seiten, mit farbigen Fotos, kartoniert,
ISBN 3-7698-1111-9

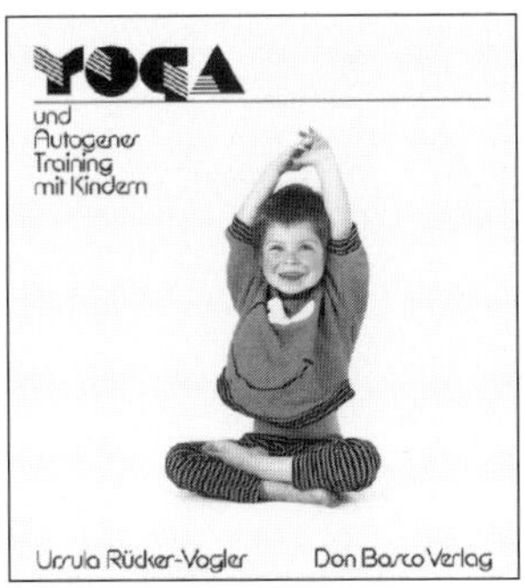

92 Seiten, illustriert, s/w-Fotos, kartoniert,
ISBN 3-7698-0623-9

Ursula Rücker-Vogler

Yoga und Autogenes Training mit Kindern

Yoga heißt soviel wie „anjochen“. Damit ist gemeint, dass der Mensch mit dieser Methode erlernen kann, all seine Sinne, seine Gedanken, seinen ganzen Körper besser zu konzentrieren und Kräfte zielgerichteter einzusetzen. Kinder zwischen vier und sieben Jahren bringen durch ihre Unvoreingenommenheit, ihren Drang nach Bewegung und durch ihre Fantasie die besten Voraussetzungen dafür mit.
Ursula Rücker-Vogler erläutert die Grundbegriffe des Yoga und zeigt anhand zahlreicher Übungen, wie Kinder zu Meistern der Konzentration und Entspannung werden.

Rhythmik: Förderung der Gesamtpersönlichkeit

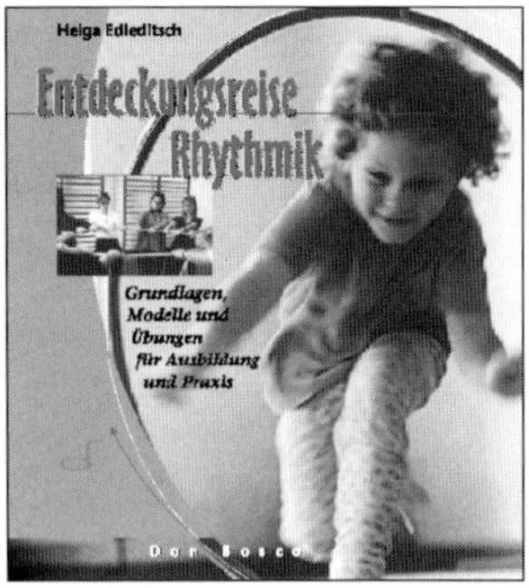

186 Seiten, s/w-Fotos und Zeichnungen, kartoniert,
ISBN 3-7698-1079-1

Helga Edleditsch

Entdeckungsreise Rhythmik

Grundlagen, Modelle und Übungen für Ausbildung und Praxis

Entdeckungsreise Rhythmik beschreibt die Grundlagen der „Rhythmisch-kreativen Erziehung" als ein ganzheitliches pädagogisches Prinzip, das die Persönlichkeitsbildung unterstützt und bei der Bewältigung pädagogischer Aufgaben hilft.
Auf dieser Basis entwickelt die Autorin klar strukturierte, praktische Umsetzungsmöglichkeiten rhythmischer Grundspielformen für alle Altersstufen und für alle sozialpädagogischen Arbeitsfelder, vom Kindergarten über die Jugendarbeit bis hin zur Heilpädagogik. Sie ermuntert dazu, eigene kreative Pfade der Rhythmik zu entdecken.

Waltraud Herdtweck

Rhythmik

Rhythmikspielstunde mit dem Seil, Rhythmik von der Natur angeregt, anhand eines Bilderbuches oder Rhythmik mit Fingerzwergen gestaltet: Die Autorin stellt praktische und direkt im erzieherischen Alltag umsetzbare Rhythmikeinheiten für Kindertagesstätten vor.
Alle Themen sind methodisch und didaktisch aufbereitet und zeigen genau, wie man Rhythmikspielstunden aufbauen und auf diesem Wege zur ganzheitlichen Förderung und zu guter Laune von Kindern beitragen kann.

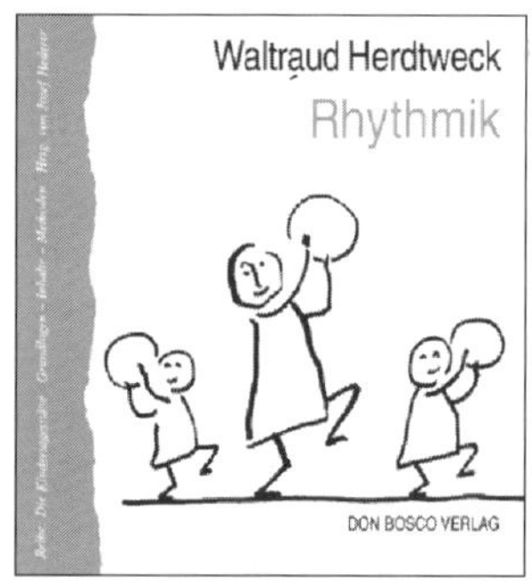

84 Seiten, illustriert, s/w-Fotos, kartoniert,
ISBN 3-7698-0750-2